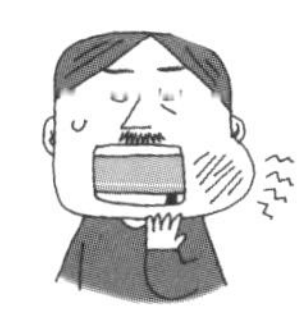

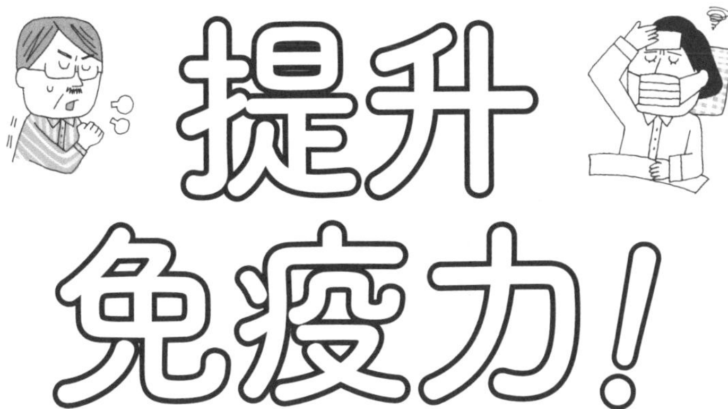

提升免疫力！

打造抗炎抗癌好體質
讓身體能量循環更順暢

順天堂大學醫學系　免疫學特任教授
異位性疾病研究中心長
奧村康／監修　黃筱涵／譯

前言

就算是同一間公司的人，也會有「容易感冒的人」與「不容易感冒的人」。明明2人待在相同的環境，不僅溫度、溼度相同，就連病毒與細菌等汙染程度也相差不遠，為什麼會有如此差異呢？各位是否如此思考過呢？其實關鍵就在於「免疫力的差異」。

現在已經是「每2個日本人中有1人罹癌」的時代，健康人體內1天約會製造出5000個癌細胞，這時免疫細胞（淋巴球）會負責攻擊癌細胞。由此可知，免疫力的好壞不僅有助於預防感冒或流行性感冒等傳染病，對癌症這種會致命的重病同樣能夠達到重要的預防功能。

但是各位不必想得太過複雜，其實正常生活的人就「擁有充足的免疫力」，我們只要想辦法防止免疫力下降即可。本書將介紹許多靈活調節免疫力的方法，幫助各位讀者提升免疫力，但也並非「不照本書去做，就會免疫力下降而罹病」，相反的，這種焦慮的想法才可能造成免疫力變差。

請各位以「原來如此～」的輕鬆心態，閱讀本書介紹的免疫力提升法即可。「總覺得最近很容易疲倦，或許是免疫力下降了，那就照這本書所說來吃點納豆吧！」各位不妨像這樣心血來潮時輕鬆嘗試。

「必須～才行」、「應該要～」這種過度嚴肅的想法會使免疫力變差，但是開心享用喜歡的食物，愉快度過每一天就有助於提升免疫力。

目次

第1章 生活中很常聽見的「免疫力」到底是什麼？

第2章

重新檢視飲食內容以提升免疫力

第3章 重新檢視生活習慣以提升免疫力

第4章 善加消除壓力以提升免疫力

第5章 有助於提升免疫力的自我維護法

第 1 章

生活中很常聽見的「免疫力」到底是什麼？

免疫力＝保護身體的能力。免疫力愈高，就愈能夠維持身心健康

●不只能夠抵禦外敵，還能夠抑制癌細胞繁殖

我在對學生講解免疫力的時候，都會先這麼介紹：「**以我們人類為首的哺乳動物，身體若缺乏免疫力就會感染疾病，並在1～2週內死亡。**」也就是說，免疫力是保護我們的身體，避免受到病毒或細菌等感染的力量。

此外免疫力不只能夠抵禦從外界入侵的威脅，還會監視體內是否出現侵害健康的內敵並加以處置。從體內傷害身體的內敵中，最具代表性的就是「癌細胞」。據說人體是由約37兆顆細胞組成（也有約60兆的說法），正常細胞的基因受損後就會產生癌細胞。

但是只要身體擁有的**免疫力夠高就足以對抗自體產生的癌細胞，抑制癌細**

胞的繁殖，避免癌症發作。

負責免疫工作的主將是白血球。但是其實唾液中也含有與免疫相關的物質，且有60～70％的免疫細胞都位在腸道。免疫力的一大特徵，就是會受到不規律的生活或壓力影響而減弱。所以這邊挑選了10項與免疫力有關的關鍵字，將於下一節加以解說。各位只要讀完這個部分，就能夠大概想像出「什麼樣的生活型態有助於提升免疫力」了吧？遺憾的是，負責守護我們身體的免疫力會隨著年齡增長逐步降低，這時**最重要的就是藉由正確的生活方式，維持住當前的免疫力。並讓身體具備在免疫力變差時，將免疫平衡調回健康狀態的能力。**具體方法將在第2章起詳細解說。

提升免疫力關鍵❶

白血球

●分成「先天性免疫」與「後天性免疫」這兩種

負責免疫工作的主將是白血球。白血球是由許多免疫細胞組成，而這些免疫細胞主要可分成「先天性免疫（natural immunity）」隊與「後天性免疫（artificial immunity）」隊。人體**與生俱來的是「先天性免疫」**，會隨著血液與淋巴液巡邏全身，確認是否有病毒或細菌等異物入侵？或是有癌細胞等發生？一旦找到敵軍就會展開攻擊。**「後天性免疫」則是感染特定病原菌後獲得的免疫功能**。譬如說得過一次麻疹後，身體就會獲得對抗麻疹病毒的免疫，所以基本上不會再次罹患麻疹，而預防針就是運用後天性免疫的機制。白血球中的免疫細胞如左表所述，請各位參照。

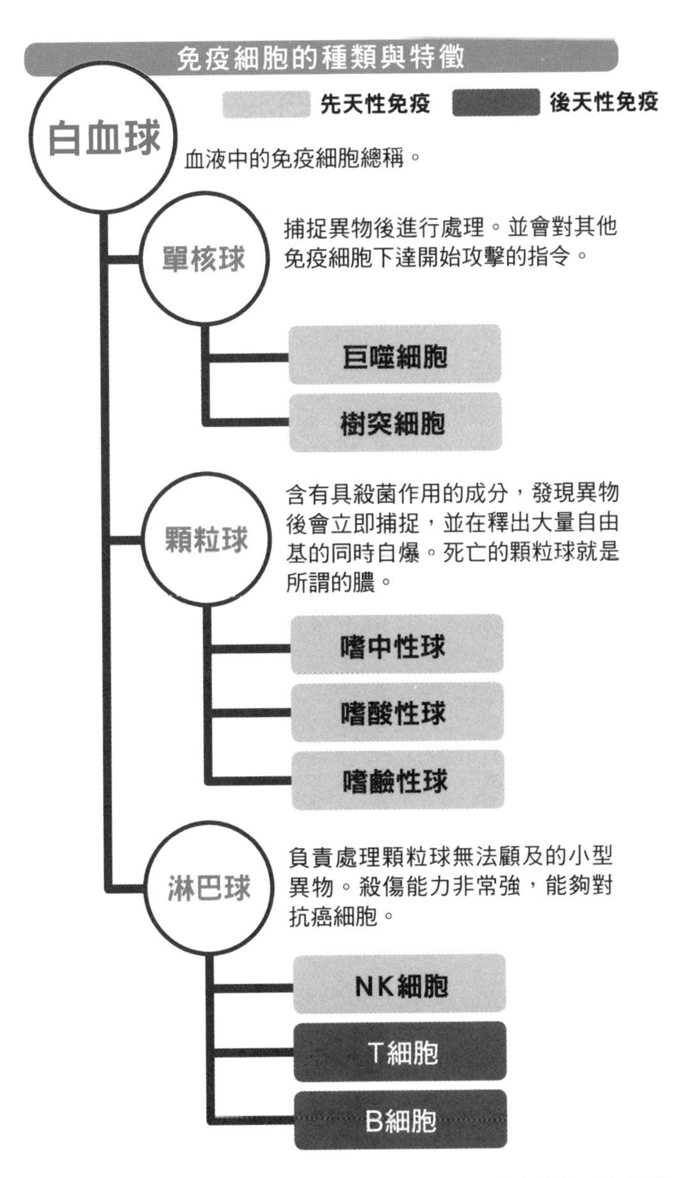

免疫細胞中要請各位特別留意的是NK（自然殺手）細胞，NK細胞不僅能夠對抗從外入侵的病原體，遇到體內產生的癌細胞時也會出手攻擊。

提升免疫力關鍵❷

唾液

●含有增強免疫的物質以及含有殺菌作用的酵素

唾液是由血液製造出來的，健康成人一天約會分泌1～1．5ℓ的唾液。唾液具有各式各樣的功能，在守護身體健康上佔有非常重要的地位。

平常會有食物或空氣（外界氣體）進入的口腔，可以說是細菌與病毒極易入侵的場所。**因此唾液中含有溶菌酶（Lysozyme）等具有抗菌或殺菌作用的酵素**，能夠維持最佳口腔環境。

除此之外，唾液中**還含有免疫球蛋白（Immunoglobulin）與乳鐵蛋白（Lactoferrin）等有助於增強免疫的成分**，因此貓狗等動物受傷時會舔舐傷口，或許就是本能知道唾液的這項能力。

另外唾液還能夠抑制牙周病菌與致齲菌繁殖、促進消化、包覆食物增加吞嚥容易度等。

遺憾的是，功能如此強大的唾液分泌量，同樣會隨著年齡增長減少（因為分泌唾液的唾液腺老化所致）。此外罹患口乾症與修格連氏症候群（Sjogren's syndrome）等疾病時，唾液的分泌量也會銳減。服用抗憂鬱藥物、抗過敏藥物、降壓藥、降血糖藥、睡眠導入劑等或是壓力大的時候，也可能造成唾液分泌量減少。**唾液分泌量減少＝免疫力降低！**感染各種疾病的風險也相對上升，因此生活中確實維持唾液的分泌，有助於防止免疫力下降，這時可以「仔細咀嚼」、「不隨意服用藥物（副作用會降低唾液分泌量）」、「避免累積壓力」等。

受下列症狀所苦的人，或許是因為唾液量減少的關係

- 不配茶或水等飲品就覺得食物難以下嚥
- 經常噎到
- 容易感冒
- 經常咳嗽
- 口腔容易黏黏的
- 四季都大量飲水
- 容易蛀牙
- 罹患牙周病

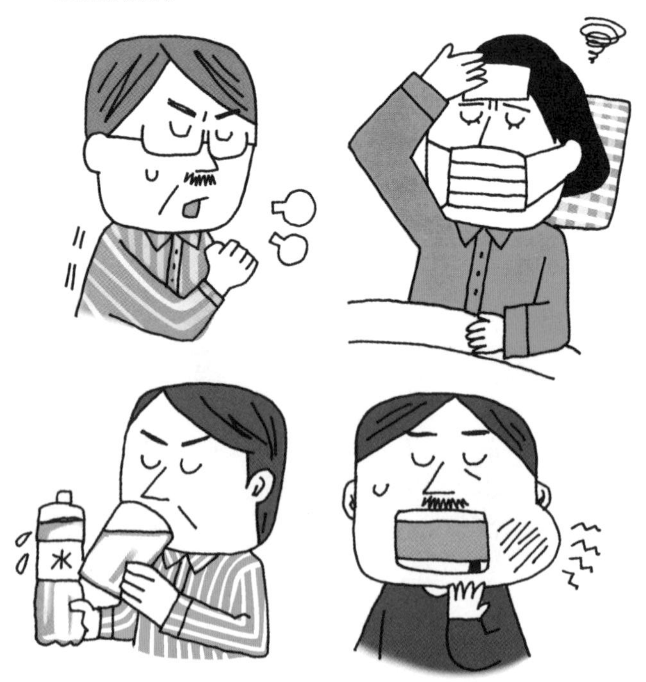

提升免疫力關鍵❸
腸內環境

●免疫細胞有60～70％都駐紮於腸道

「腸道健康非常關鍵」相信很多人都聽過這句話，事實上這是因為**體內免疫細胞中有60～70％都聚集在腸道（大腸與小腸組成的部分）**。為什麼腸道會有這麼多免疫細胞呢？因為從口腔吃進的食物等一定會經過腸道，也就是說一直面臨有異物與外敵入侵的風險，因此其中小腸更是擁有大量的淋巴球（請參照P.13）。

大腸的免疫細胞沒有小腸那麼多，但是駐紮著許多腸內細菌。腸內細菌共有3種，分別促進腸道免疫活化的好菌、會製造出致病有害物質的壞菌、平常不好不壞但是在免疫力變差時會助陣壞菌的中間菌。3者比例維持在「2：

1：7」時有助於促進腸內免疫細胞活化。

腸內細菌失衡，壞菌數量大增時免疫力就會下降，提高罹患各種疾病的風險。相反的，**能夠維持在好菌比壞菌多的狀態時，腸內免疫細胞就會活化，維持健康的身體**。順道一提，好菌還擁有合成維生素類、促進膽固醇排出等功能。

欲增加腸內好菌可以「攝取膳食纖維」、「食用補充好菌的食物」。補充好菌的食物中所含的好菌，不會被胃酸消滅，能夠活著到達腸道對身體帶來益處，其中最具代表性的就是乳酸菌與納豆菌等。那麼想維持良好的腸內環境時，具體可以選擇哪些食材呢？這部分將在第2章詳細說明。

這些人的腸內環境特別容易失衡

- 不太運動
- 吸菸
- 肌膚粗糙或是容易長痘痘
- 不吃早餐、用餐時間不規律
- 不太吃蔬菜，幾乎只吃肉
- 每天喝酒喝到會宿醉的程度
- 排便時間不規律
- 便祕或是不易排便

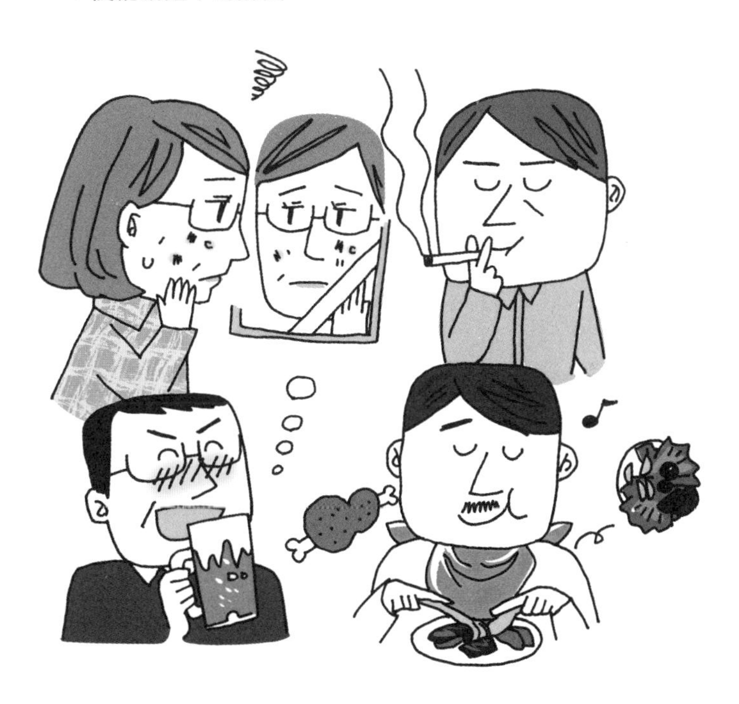

提升免疫力關鍵④

自律神經

●自律神經失衡時，免疫也會跟著失衡

自律神經會負責控制心臟跳動、呼吸、食物的消化與吸收、血液與淋巴液等體液循環、體溫維持等維持生命的機能。並分成交感神經與副交感神經這兩種，簡單來說，身體處於活動模式時會以交感神經為主，處於放鬆模式時會以副交感神經為主，兩者均衡運作就能夠保有身心健康。

自律神經失衡，使身體一直以交感神經或副交感神經其中一項為主時，身體的免疫力平衡也會跟著瓦解，提高罹患各種疾病的風險。舉例來說，因為**亢奮、憤怒、緊張或強烈壓力等使交感神經長期主導的話，白血球中淋巴球含有的免疫細胞就會逐漸減少。**相反的過度由副交感神經主導時，淋巴球就會增

會擾亂自律神經平衡的因素

不規律的生活
睡眠不足
憤怒或悲傷等壓力

自律神經失衡時會出現的症狀

眩暈、大量冒汗、四肢冰涼、頭痛、肩膀僵硬、口乾、腹瀉或便祕等

加。「淋巴球是免疫細胞的一種，增加不是可以強化免疫力嗎？」或許會有人這麼認為，但是體內出現過多淋巴球的話，就會對外界入侵的敵軍出現過剩反應，導致異位性皮膚炎或花粉症等過敏症狀。

提升免疫力關鍵 5

體溫（基礎代謝）

●體溫維持36.5度以上能夠促進NK細胞活化

有句話是「體寒是萬病之源」。肩膀僵硬、腰痛、消化不良、腹瀉、便祕、文明病與肥胖等各種身體不適與疾病，往往都源自於體寒。

體溫每降低1度，免疫力就會降低30％。尤其是白血球中的NK細胞，必須在體內溫度達36.5度以上，活動力才會高，而偏好低體溫的則是癌細胞。因此體寒的人罹癌的風險也會提高。

以前多半認為「體寒」＝婦女病，但是近年無論男女老少，愈來愈多有體寒困擾的人了。所以日常生活請多加留意（參照P.112～P.117），盡量維持較高的體溫，避免身體冰涼。

提升體溫的生活訣竅

- 確實運動身體，避免肌肉量降低
- 適度搭配慢跑等有氧運動與輕度重訓等提升基礎代謝（呼吸、體溫調節等所需的熱量消耗）
- 選用能夠溫暖身體的食材
- 洗澡時不要只有沖澡，應將身體泡進浴缸中

提升免疫力關鍵 6

營養均衡的飲食

●確實進食是提升免疫力的基本原則

想要防止免疫力下降，最重要的就是3餐營養均衡。**營養攝取不足時，免疫力就會變差，進而容易感染各種疾病**。此外體內營養狀態不佳時，不僅疾病恢復的時間較久，也可能在短時間惡化，或是以為治癒了沒多久又反覆發作。

因為乾旱等自然災害、動亂或戰爭等而缺乏糧食的地區或國家，往往會發生傳染病大流行。這是因為人們的營養狀態不佳，身體不具備足夠的免疫力所致。這些民眾營養狀態普遍不佳的地區，孩子從出生時就呈現低免疫力的狀態，再加上出生後無法獲得充足的母乳或牛奶，又會陷入慢性營養不足的狀態，因此嬰兒時就感染疾病夭折的情況並不罕見。

但是以現代日本的生活水準來說，不太需要擔心「營養狀態不佳使免疫力下降到致命的程度」。或許多少會有「容易疲倦」、「容易感冒」等不適，但是只要沒有到必須長期臥床，能夠維持正常生活的話就不必擔心！**只要改善每天的飲食與生活習慣，就能夠充分提升免疫力、改善身體不適，打造出不容易感冒的強壯身體。**

掌握「3餐營養均衡」的基本原則，就能夠讓身體本身具備的免疫系統維持均衡的運作，使身心都維持在健康狀態。以此為基礎再搭配第2章介紹的「積極攝取提升免疫力食物」，就是維持良好免疫力的正確解答。另外也可以透過P.35的自我檢視表確認「免疫力是否變差了」。

提升免疫力關鍵7

規律生活

●「過著與年輕時相同的不規律生活」會生病！

「規律生活才有益健康。」聽到他人如此規勸時，應該很多人腦中會浮現這些想法：「我經常得加班，沒辦法」、「下班後才是自己的時間，想盡情做有興趣的事情，所以難免熬夜也是沒辦法的」。

但是熬夜導致的**睡眠不足不僅會擾亂自律神經平衡，還會造成免疫力下降**。因此像運輸業等必須徹夜開車的司機、必須排夜班的工作、經常出國而總是面臨時差問題的人等，肯定都呈現在免疫力低落的狀態。

當然就連平常過著規律生活的人，也會因為偶爾熬夜工作或是壓力等影響，使免疫力暫時性地下降。但是只要平常過著規律的生活，3餐也攝取了充足的營養，免疫力偶爾下降時也具有自行恢復的能力。

早上固定時間起床、晚上固定時間就寢、1天3餐都營養均衡、不要整天坐在電腦或電視前面，適度地運動身體等，都是**想獲得健康生活最基本應遵守的條件，只要維持這些原則，身體就擁有足以調整免疫力的力量。**

此外**免疫力會在20歲左右迎來巔峰，之後就會隨著年齡增長逐步降低。**因此30、40歲時還維持與20歲時相同的生活方式，身體會不舒服或是生病也是理所當然的。請各位秉持如此觀念，想辦法遵守「規律生活」這個基本原則吧。

提升免疫力關鍵❽

壓力

●悲傷會降低免疫力，快樂能夠提升免疫力

與免疫有關的ＮＫ細胞對心靈狀態非常敏感，抵擋不了「悲傷」、「寂寞」、「痛苦」、「煎熬」等負面情緒帶來的壓力。也就是說，**「悲傷」、「寂寞」、「痛苦」、「煎熬」等負面情緒與壓力會降低免疫力**。

曾有個實驗找來育兒中的母子大鼠，檢查發現孩子被帶走後，母鼠的ＮＫ細胞活性大幅降低。接著又將健康的大鼠，放在因失去孩子而免疫力降低的母鼠旁邊，結果發現連健康大鼠的ＮＫ細胞活性也跟著下降了。由此可知「悲傷」、「寂寞」、「痛苦」、「煎熬」等負面情緒是會傳染的，所以連沒有實際體驗悲傷的大鼠免疫力也跟著降低了，真可怕。

相反的，帶來大聲歡笑等的**愉快經驗能夠輕易促進NK細胞活化，免疫力很快就會上升了**。由此即可看出「精神狀態會對免疫力造成莫大影響」。

尤其是日本人個性一板一眼，很多人都會輕易累積許多壓力，必須特別留意。芬蘭曾經針對生活與壽命做過調查，結果發現「一絲不苟的人比大而化之的人早死」。所以請盡量放鬆心情，**避免在生活中累積過多壓力，才能夠強化NK細胞活性，提升免疫力**。如此一來，身體就不容易生病，就算生病了也不容易惡化，有助於長壽。

提升免疫力關鍵❾

不要過度服藥

●抗生物質會殺死腸內好菌

免疫力會對抗從體外入侵的病毒或病原菌，也會攻擊體內誕生的癌細胞。藥物則是為免疫力助陣的力量。免疫力對抗病魔時，從後方掩護的力量當然很重要，但是**過度依賴藥物卻可能導致體內免疫力下降**。

當然也有許多狀況是必須依靠藥物的，但是假設連小感冒都服用抗生物質等，過於輕視抗生物質的話可能會連腸內好菌都殺掉。

提升免疫力關鍵⑩
不要執著膽固醇

●膽固醇過低也會降低免疫力

相信很多人的血壓、血糖值與膽固醇等會隨著年齡增長而升高吧？但是血壓的收縮壓（也就是「上壓」）正常值～139㎜Hg）在200㎜Hg以下時，不必特別吃藥降低。至於血糖值過高的話免疫力會下降，所以糖化血色素（HbA1c）數值為7～8％的人就要特別留意！這時視情況服藥降低血糖會比較好。膽固醇是製造細胞的材料，對身體來說是非常必要的物質，目前日本國內外都已經有研究證實，為了控制膽固醇數值而**減少食用蛋類與肉類，並持續服用降低膽固醇的藥物時**，免疫力就會跟著下降。

免疫力變差或是失衡時容易罹患這些疾病

感冒與流感

造成感冒與流感等傳染病的病毒、細菌侵入身體後，只要免疫力夠高就未必會發作。

諾羅病毒與O-157型大腸桿菌

早期攻擊致病的病毒或細菌非常重要，只要巨噬細胞、NK細胞等自然免疫確實運作，就算感染這些病毒或細菌也能夠抑制症狀的程度。

肺炎

細菌和病毒等病原體會在肺內繁殖，但是只要免疫力夠高就能夠預防，即使發作了通常也只是輕症。

癌症

人體每天約會製造出5000個癌細胞，負責清除癌細胞並抑制繁殖的就是NK細胞。

文明病

免疫細胞能夠整頓膽固醇均衡、生成可抑制糖尿病惡化的物質等。

慢性疲勞症候群

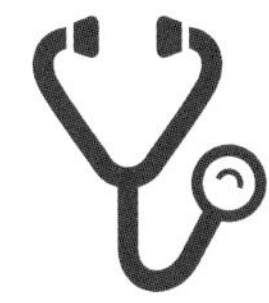

主要症狀有疲倦感、低燒、頭痛、肌肉痛、失眠、打瞌睡、情緒低落等，尚未解出罹病原因，但是推測是壓力等造成免疫失衡，才會出現這些症狀。

胃潰瘍

許多胃潰瘍都是感染幽門螺桿菌所致。免疫細胞能夠擊潰幽門螺桿菌，或是清除胃壁的炎症物質。

花粉症與異位性皮膚炎

免疫細胞失衡，過度增生的免疫細胞出現過剩反應所致。只要能夠恢復免疫細胞的平衡，就能夠減輕症狀。

阿茲海默症

阿茲海默症源自於在腦中堆積的β-澱粉樣蛋白斑（β-amyloid），免疫細胞中的巨噬細胞則具有處理該物質的能力。

你的免疫力是否變差了？自我檢視一下吧

●「1年感冒3次以上」的人代表免疫力變差了

「免疫力」不像血壓、血糖值與膽固醇值一樣能夠測出具體的數值，但是仍可透過血液檢查確認與免疫相關的蛋白質（免疫球蛋白）、白血球與淋巴球數值，藉此推測「免疫力是否夠高？」、「免疫是否失衡？」因此只要定期接受健康檢查，就能夠發現免疫力低下造成的身體不適與疾病吧？此外想要確認自己免疫力狀態時，有個最簡單的自我檢視方法，那就是「1年是否感冒3次以上」？「1年只感冒1～2次」時代表免疫力正常，「1年感冒3次以上」時就代表免疫力確實變差了。

免疫力自我檢視表

勾選符合自己狀況的項目。符合任1項就代表「免疫力可能變差了」，3項以上就代表「免疫力變差的可能性很大」，請立即修正生活習慣。

- ☐ 經常感冒
- ☐ 感冒都很久才好
- ☐ 經常口內炎
- ☐ 假日都在家中悠閒度過
- ☐ 經常便祕或腹瀉
- ☐ 體寒
- ☐ 晚上很晚才睡
- ☐ 不吃早餐
- ☐ 總是淋浴，不太泡澡
- ☐ 不太注意營養均衡
- ☐ 經常外食
- ☐ 假日喜歡獨處更勝於和朋友出門
- ☐ 很在意他人對自己的看法
- ☐ 一點小事就覺得沮喪
- ☐ 很難睡著
- ☐ 覺得有壓力
- ☐ 總是憋著真心話不敢說出來
- ☐ 沒有嗜好
- ☐ 個性一絲不苟
- ☐ 對「吃」沒什麼興趣
- ☐ 很少捧腹大笑

Column 1

用提升免疫力的概念，研發抗癌藥物的研究榮獲諾貝爾獎

汽車設有油門與剎車，加速時踩油門，減速時踩剎車。免疫功能亦同，平常沒什麼狀況時，只要維持一定程度的免疫力即可，稍微踩點剎車也沒關係。但是事前提高免疫力，就可以在外敵入侵體內、癌細胞活化等緊急時刻全力踩油門，消滅病毒或細菌、抑制癌細胞繁殖。2018年諾貝爾生理學或醫學獎得主本庶佑博士，就在研究中將這個思維應用在臨床上。簡單來說，本庶博士開發出的免疫療法藥物「歐狄沃（Opdivo）」，讓原本呈現在輕踩剎車狀態的免疫細胞，能夠活化以攻擊癌細胞。

第 2 章

重新檢視飲食內容
以提升免疫力

以營養均衡的3餐為基礎，再搭配「提升免疫力食物」

●3餐應注意的5大關鍵

每天維持營養均衡的規律3餐，就能夠維持良好的免疫狀態，隨時攻擊入侵體內的病毒或細菌。再來用餐時只要留意接下來介紹的「提升免疫力食物」，就能進一步提升免疫力！打造出不易生病、就算生病也能夠迅速康復的強壯身體。有助於提升免疫力食物，必須擁有下列能力。

1　製造出免疫細胞的食物

攝取能夠促進免疫細胞（尤其是NK細胞）活化的食物，能夠提升免疫力。

2　能夠提高免疫功能的食物

有些食物能夠針對白血球，提升各種免疫細胞的功能，所以請積極食用這類食物。

3 整頓腸內環境的食物

70%的免疫細胞都存在於腸內，只要整頓好腸內環境，免疫力自然提升。

4 溫暖身體的食物

體內溫度維持在36.5度以上時，NK細胞的活性會比較高。體溫偏低的話，NK細胞的活性就會減弱，癌細胞的活動力則會相對增強。

5 具有預防老化（氧化）效果的食物

NK細胞的活性會隨著年齡增長變差，因此食用預防老化效果的食材有助於提升免疫力。但是**並非食用接下來要介紹的「提升免疫力食物」即可，日常三餐仍應均衡搭配豐富的食材。**

仔細咀嚼食物，花時間慢慢用餐有助於提升免疫力與防癌

●仔細咀嚼也有助於對抗肥胖與失智症

「用餐時要仔細咀嚼食物」。相信很多人從小都聽過如此教導吧？成為父母後也會告誡自己的小孩：「吃飯要仔細咀嚼！」但是聽到「為什麼要仔細咀嚼」的問題時，你能夠馬上回答出來嗎？

其實咀嚼的好處種類繁多，包括「細細品味食物」、「刺激腦部的飽食中樞可以預防過食」、「有助於分泌大量消化酵素」、「仔細咀嚼能夠製造大量唾液，沖洗口中髒污，預防蛀牙、牙周病與口臭」、「能夠鍛鍊嘴邊肌肉，讓表情更加豐富」等。

而且！仔細咀嚼拉長進食的時間，也有助於提升免疫力與認知功能。**唾液**

中含有名為過氧化酶（peroxidase）的酵素，而此酵素能夠「中和致癌物質釋出的自由基」。

此外仔細咀嚼有助於腦部血管擴張，強化血液循環。腦部運作時的必需酵素與營養都會藉由血液運輸，因此強化血液循環有助於預防失智症。我們每天都會理所當然地將食物放進口中、咀嚼、吞下，但是既然「就算吃進的食物不變，只要仔細咀嚼就能夠提升免疫力」、「有機會強化腦部運作，預防失智症」的話，是否就想更珍惜每天用餐的時光呢？想要藉由健康飲食提升免疫力時，人們往往會聚焦於「吃什麼？」、「攝取哪些營養？」但是其實「怎麼吃」也很重要。

用餐時保持愉快的心情有助於提升免疫力

●就算是營養豐富的食物，要是吃得很不開心就沒意義

本章將會介紹數種「提升免疫力食物」，但是並非只要吃了「提升免疫力食物」，免疫力就會提升讓身體不易生病。過於執著食物的營養價值，想著「為了免疫力好不吃不行」、「雖然很討厭○○，但是為了提升免疫力只好勉強吃下吧」就失去意義了。因為食物是營養還是毒，其實會受到食用者的情緒影響。

據說NHK晨間劇的主角原型——日清食品創業者安藤百福先生，每天都會吃雞湯拉麵，結果仍活到96歲，相當長壽。或許是因為安藤先生打從心底深愛著自己開發的雞湯拉麵，每天都吃得愉快又幸福吧？這個例子就充分顯示了

不能只在乎「吃什麼」，「帶著什麼樣的心情去吃」也非常重要。

進食時感到「痛苦」、「麻煩」卻強忍著時會帶來壓力，而壓力會造成免疫力下降。因此「用餐時保持愉快心情」的重要性，足以媲美用餐的內容。但是因為「吃是人生唯一的樂趣」、「享用美食能夠消除壓力」，而用喜歡的食物塞滿肚子也不好，因為過食會造成肥胖與文明病。

最重要的是「用餐要在享受之餘適可而止」，因此**八分飽可以說是維持適度免疫力均衡的良好用餐基準。**

每天飯後30分鐘內食用富含乳酸菌的優格吧

●就算乳酸菌被胃酸殺死也不會白費

整頓腸內環境的食品中，最容易取得的就是優格（乳酪）了。**優格中的乳酸菌有助於提高ＮＫ細胞等腸內免疫細胞的功能**，順道一提，乳酸菌其實是統稱，專指分解葡萄糖與乳糖等醣類以製作乳酸的細菌，有保加利亞乳桿菌、短乳酸菌與加氏乳酸桿菌等各式各樣的種類。

但是優格吃進肚子後，有大半乳酸菌都會被胃酸與膽酸消滅，因此近年開始有乳酸菌搭配了可耐胃酸等的乳酸菌，相當受歡迎。但是就算不選這些含有特別乳酸菌的優格，也不代表無法達到提升免疫力的效果。

只要在用餐後30分鐘內食用優格，乳酸菌就不容易受胃酸影響，能夠確

實到達腸道。「早上不太餓，所以早餐就吃優格」像這種食用方法就很難獲得乳酸菌的效果，所以建議「將優格當成早餐的其中一項，並在最後食用」或是「當成午餐或晚餐後的點心」。

但是就算乳酸菌被胃酸或膽酸殺死了，也並非完全派不上用場。**因為乳酸菌的殘骸會成為腸內其他好菌的糧食，也能夠幫助膽固醇排出。**

想要藉由優格提升免疫力或帶來其他健康效果時，每天請食用200㎖左右吧。因為透過食物吃進肚子裡的乳酸菌，沒辦法在腸內住下，必須每天補充才行。

泡菜、糠漬物的乳酸菌較容易活著到達腸道

●泡菜連汁一起食用，糠漬物食用前不要水洗

乳酸菌分有動物性乳酸菌與植物性乳酸菌，但是僅是依菌種棲息場所為植物還是動物區分，美味程度與健康程度並無優劣之分。但是**植物性乳酸菌比較能夠活著到達腸道，因此整頓腸內環境的效率更佳。**

植物性乳酸菌食物的代表選手，正是泡菜與糠漬物等醃漬物。

尤其泡菜不會先水洗，會連同醃漬的汁液吃進肚子裡，所以能夠攝取相當多乳酸菌。再加上泡菜本身具有膳食纖維，也搭配了辣椒（參照P.94）、蒜頭（參照P.60）、薑（參照P.70）等許多本書將介紹的提升免疫力食物。

日本人的家常醃漬物「糠漬物」也富含乳酸菌。由於這些乳酸菌是食用蔬

菜釋出至表面的成分繁殖，所以蔬菜表面的乳酸菌量最豐富。因此食用前不要沖洗，只要擦掉蔬菜表面的糠即可享用。

其他還有野澤菜漬物、高菜漬物等用乳酸菌發酵製成的醃漬物，這些醃漬物的特徵是獨特的酸味，放進嘴裡時會覺得「很酸」。因此想要增強免疫力，就要選擇經過確實的乳酸發酵，吃起來很酸的醃漬物，而非淺漬等。

此外購買醃漬物時也要養成確認成分表的習慣，有些看起來很美味的醃漬物，其實是用調味料醃漬而成，所以沒有提升免疫力的效果。

納豆能夠促進免疫細胞活化、溶解血栓，達到清血效果

●添加辛香料、泡菜與雞蛋能夠進一步提升免疫力！

日本自古以來就流傳了許多發酵食品，除了醃漬物以外還有納豆、味噌與醬油等，但是並非「發酵食品有益健康，吃多少都沒關係」。醃漬物、味噌與醬油都會導致鹽分過度攝取，攝取過多鹽分會招致高血壓。因此無論這些食品能夠提升多少免疫力，都應適可而止。

其中不必太過在意時用量的發酵食品是納豆（但是醬油等調味料必須克制）。**大豆發酵時增加的「納豆菌」，會促進與免疫有關的NK細胞活化**。此外「納豆菌」還有抗菌作用並耐胃酸，有很高的機率會順利到達腸道，有助於改善腸內環境。此外納豆中的維生素B_2可促進細胞再生，強化黏膜免疫力。納

豆菌製造出的酵素——納豆激酶能夠溶解血栓，帶來清血效果。

想要藉納豆增進健康時，關鍵在於1天食用50g的納豆。搭配具有抗氧化作用的辛香料——蔥（參照P.62）、膳食纖維豐富的秋葵、可促進血液循環以溫暖身體的醋（參照P.96），或是富含乳酸菌的泡菜（參照P.46），就能夠讓免疫力增強效果更上一層樓！

很多人都會將納豆與雞蛋（參照P.78）拌在一起食用，而這其實是非常正確的做法，因為蛋黃中的卵磷脂有助於提升記憶力與專注力。

日本人或許都認為納豆＝早餐的配菜，但是**晚餐請務必也搭配納豆，因為納豆可望預防容易在睡眠時發作的腦中風**。

菇類富含提升免疫力的成分

●有效成分也已經運用在癌症藥物上

美味的菇類種類豐富，有香菇、舞菇、鴻喜菇、金針菇、杏鮑菇與黑木耳等。相信各位也很清楚菇類含有眾多健康效果，例如：膳食纖維豐富有助於整頓腸內環境、零熱量可以說是減肥聖品等。

此外**菇類中的多醣類——β-葡聚醣具有促進NK細胞活化的作用，還可對抗病毒與腫瘤。事實上，源自於香菇的β-葡聚醣具有預防癌症復發與轉移的效果，因此癌症治療現場也會加以運用。**

據說舞菇中的多聚醣（D-Fraction）與舞茸精（X-Fraction）也有預防癌症與糖尿病的效果。

想要有效率地攝取菇類有效成分，建議以100度以下的溫度快速調理，例如：快速炒熟、油炸等。

香菇

含有可望預防癌症的β-葡聚醣、降低膽固醇的成分、改善異位性皮膚炎的香蕈多醣體等。

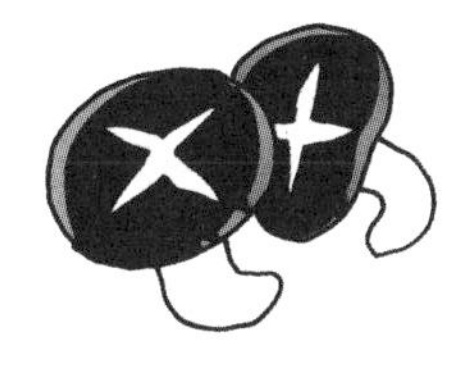

舞菇

含有可預防癌症與糖尿病的多聚醣與舞茸精。

鴻喜菇

有助於提升免疫力、減輕流感症狀等。

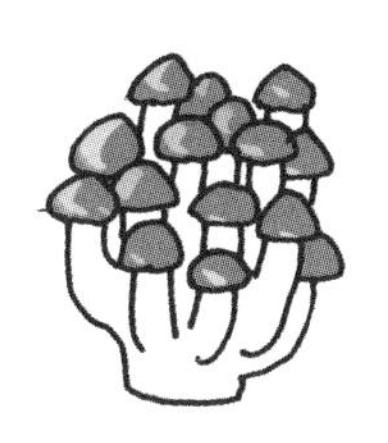

滑菇

黏滑成分——黏蛋白會成為好菌的糧食。

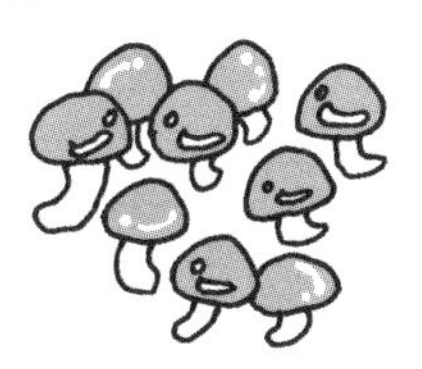

黑木耳

富含不溶性膳食纖維，有助於改善便祕。

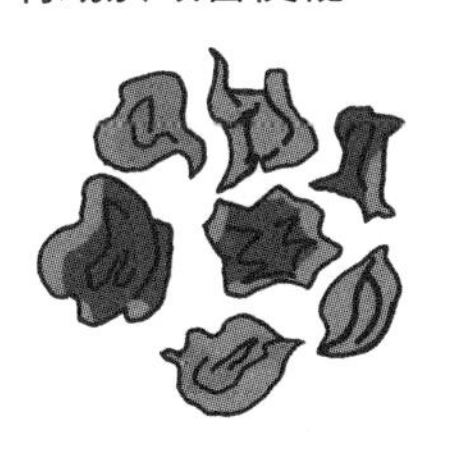

別光吃青花菜的花蕾，莖和新芽也含有豐富的營養

●仔細咀嚼後再吞下！也可打成汁或煮成湯

蔬果中含有「植物化學成分」，這是**蔬果色彩、香味、辣味等的成分，有助於促進免疫細胞活化，具有高度抗氧化作用。而具備抗氧化作用＝可清除傷害免疫細胞的活性氧。**

青花菜含有名為蘿蔔硫素（sulforaphane）的植物化學成分，有助於製造出抗氧化酵素。抗氧化酵素能夠去除自由基，將致癌物質等無毒化。

維生素C與維生素E也具有相同的效果，但是發揮作用的時間僅數小時，而蘿蔔硫素可以維持約3天，持久的效果頗具魅力。

不破壞青花菜的話就無法生成蘿蔔硫素，所以食用的時候必須仔細咀嚼。

此外用果汁機等打碎，製成蔬菜汁、綠拿鐵或湯等，就能夠提高攝取蘿蔔硫素的效率，相當推薦。

各位在處理青花菜時是否會把莖丟掉呢？其實莖的部分富含維生素C，**而能夠促進NK細胞活化的維生素C，也是提升免疫力時的重要營養素**。所以建議將青花菜的莖切薄、切細或煮軟等以方便食用，徹底攝取青花菜的所有營養。

此外青花菜芽（新芽）中所含的蘿蔔硫素，則是青花菜的好幾倍。

高麗菜的外側葉片、菜芯與周邊富含促進免疫細胞活化的維生素C

●含有抑制致癌機率與解毒作用的成分

高麗菜是富含維生素C、維生素U與維生素K的蔬菜，其中與免疫力密不可分的營養素是**維生素C，能夠促進NK細胞活化**。高麗菜中尤以外側葉片含有最多維生素C，但是很多人擔心農藥的問題會捨棄最外側的葉片。雖說購買無農藥栽培的高麗菜就能夠安心食用，但是真的擔心農藥或髒汙時，就請食用高麗菜芯吧。**高麗菜芯與周邊同樣含有大量維生素C，含量僅次於外側葉片。**

維生素U能夠保護、修復胃部與十二指腸的黏膜；維生素K能夠製造出可促進血液凝固的成分，並幫助身體吸收鈣質。

此外**高麗菜中還含有其他健康成分，像是能夠抑制致癌物質的異硫氰酸酯**

（Isothiocyanate），遇到有毒物質時可以解毒的吲哚（Indole），而這些也多半藏在菜芯。所以建議連同菜芯一起打成蔬菜汁，或是切成方便食用的尺寸後入菜等。

像德式酸菜或涼拌高麗菜等，就是連同菜芯美味享用的料理。德式酸菜是將高麗菜切細後，以鹽巴自然發酵的醃漬物，是含有豐富植物性乳酸菌的德國傳統美食，因此還能夠增加腸內好菌量，進而提升免疫力。涼拌高麗菜則是將高麗菜切絲後，與鹽巴、胡椒、醋、日式美乃滋（沙律醬）與拌醬等一起享用的食物。兩者都會將**高麗菜切細享用，因此能夠幫助身體吸收高麗菜的有效成分。**

番茄不僅能夠促進免疫細胞活化，還有助於調整免疫均衡

●搭配油品或乳製品、加熱都能夠提升攝取效率

番茄的紅色源自於植物化學成分（參照P.52）中的茄紅素。茄紅素具有各式各樣的健康效果，其中最有名的就是抗氧化能力，約為β-胡蘿蔔素的兩倍、維生素E的一百倍。

此外**茄紅素能夠整頓免疫均衡**，對免疫細胞中的T細胞發揮作用，調整其均衡度後可望緩和過敏症狀。此外**番茄不僅含有能夠促進NK細胞活化的維生素C，有助於提升免疫力，還富含維持皮膚與黏膜健康的β-胡蘿蔔素。**

想要提升身體對茄紅素的吸收率，可以搭配乳製品、油品或是加熱。

類胡蘿蔔素的抗氧化作用

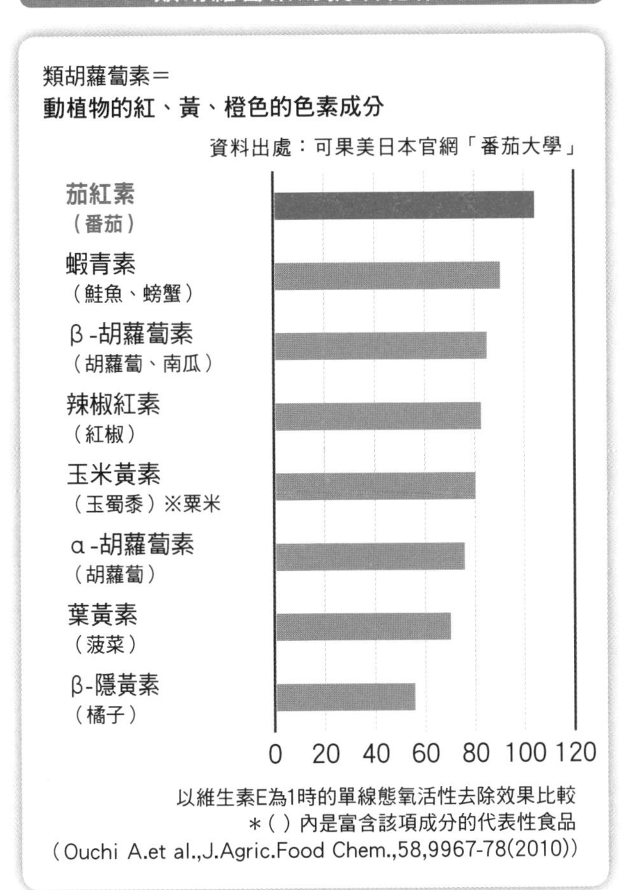

建議這樣吃早餐

- 牛奶＋淋上橄欖油的番茄沙拉（沙律）
- 牛奶加營養麥片＋番茄汁

胡蘿蔔富含提升免疫力的成分，葉子與表皮都別錯過

●搭配橄欖油等油品可提升吸收率

我們平常食用的是胡蘿蔔的根部，但是其實葉片與表皮也是建議食用的免疫力提升食材。胡蘿蔔的橙色源自於名為類胡蘿蔔素的植物化學成分（紅色的金時胡蘿蔔含有類胡蘿蔔素與茄紅素）。

胡蘿蔔富含的營養素——β-胡蘿蔔素就屬於類胡蘿蔔素的一種，具有極高的抗氧化能力。此外β-胡蘿蔔素具有免疫賦活作用，能夠視情況在體內轉化成保護皮膚與黏膜健康的維生素A。維生素A站在免疫的最前線，能夠保護皮膚、黏膜不受細菌與病毒入侵，不足時隔離保護功能就會變差。

此外胡蘿蔔也**富含可提高免疫力的維生素**C，其中尤以葉片含量最多，約

是根部的5倍，另外，胡蘿蔔葉片還富含β-胡蘿蔔素。胡蘿蔔表皮一帶含有大量植物化學成分與膳食纖維，所以請將整支胡蘿蔔清洗乾淨後，連葉片與表皮一起享用吧。

這裡推薦的調理法是用油快炒與油炸。因為搭配油品一起調理的話，可以提升β-胡蘿蔔素的吸收效率。但是要注意的是維生素C不耐熱，所以葉片要用高溫快速調理的方法，才能夠避免營養成分流失。要用在燉煮料理時，則建議先以油快炒後再開始煮。

近來市面上出現了適合連皮與葉片享用的迷你胡蘿蔔等，不管選用哪一種胡蘿蔔，關鍵都在於**必須搭配油品**。因此**生吃時可以淋上橄欖油（參照P.98）或是其他醬料。**

蒜頭細胞遭切、磨、壓碎等破壞後能夠產生有效成分

●搭配豬肉、大豆等的維生素B1一起攝取有助於消除疲勞

自古以來便知道蒜頭有助於消除疲勞、滋養強身。據說古埃及在建造金字塔時，蒜頭也是很受歡迎的精力來源。如此強大的蒜頭能量，就藏在香氣的來源——名為硫磺化合物的植物化學成分裡。但是必須先藉由切、磨、壓碎等方法破壞蒜頭細胞，硫磺化合物才會與酵素等產生反應，製造出有效成分——大蒜素（硫化物）。

大蒜素能夠促進維生素B1的吸收、提高維持免疫功能重要功臣「維生素B6」的功效。維生素B6不足時，容易出現過敏症狀或是使過敏惡化。此外大蒜素能夠抑制血中膽固醇提升以預防動脈硬化，並可藉殺菌、抗氧化作用預防感

染疾病或癌症。

大蒜素經過加熱分解後，會產生具消除疲勞作用的成分，因此建議加熱食用。另外也不妨搭配含有維生素B_1的豬肉與大豆製品一起享用。

大蒜素等有效成分泡水就會流失，所以切過或磨過的蒜頭要先維持乾燥靜置15分鐘，等硫磺化合物確實產生變化後再調理。

「雖然蒜頭很好吃，食用後的氣味卻……」對此感到困擾的人則建議在用餐後飲用牛奶或優格（參照P.44）。大蒜素性質上容易與蛋白質結合，因此搭配乳製品有助於除臭。

洋蔥與蔥切片或切碎都能夠產生有效成分

洋蔥與蔥富含與蒜頭相同的硫磺化合物（植物化學成分）。因此切片或切細以破壞細胞後，都會生成大蒜素。兩者加熱調理前先切片或切細，靜置15分鐘等待大蒜素確實生成，就能夠幫助身體確實攝取。但是靜置過程中禁止將切過的洋蔥與蔥泡水，才能夠避免大蒜素流失。

●蔥的青色部分也要吃進肚子

蔥白部分含有維生素C與蔥素。**蔥素是蔥特有植物化學成分，具有抗菌、促進血液循環的作用，有助於調整自律神經。青色部分還含有具抗氧化能力的β-胡蘿蔔素、維生素B_2、維生素C、菸鹼酸與鈣等礦物質**。所以請不要只吃蔥白部分，連青色部分都應確實食用。

高效率攝取蒜頭、蔥、洋蔥營養的訣竅

- 切完後靜置15分鐘
- 不要泡水
- 搭配豬肉一起食用

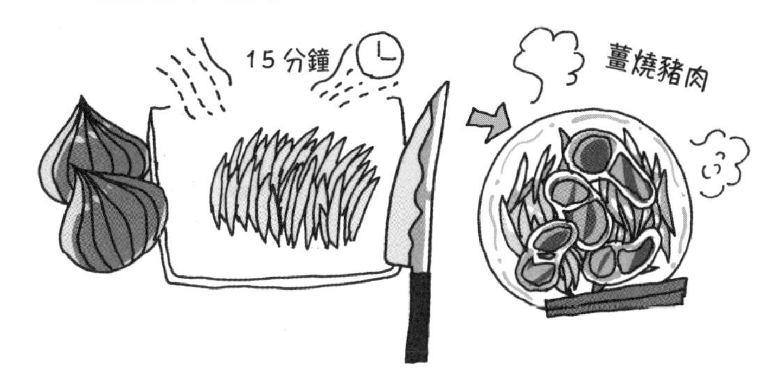

洋蔥則以清血功效聞名，而這個功效就源自於硫磺化合物（大蒜素）。此外**洋蔥還含有名為槲皮素（Quercetin）的多酚，能夠清除傷害免疫細胞的自由基**，讓血管更有彈性、促進血液循環，並降低膽固醇等。

牛蒡表皮富含有效成分，調理時不必削皮也不必事先泡水

●藉多酚與膳食纖維提升免疫力

爽脆口感相當吸引人的牛蒡，在日本的藥用歷史悠久，雖然一直到江戶時代才開始當成食材的一種，但是世界上像日本這麼經常食用牛蒡的國家似乎很少。但是有效成分效果好到可以當成藥材食用的牛蒡，日常不吃實在是太浪費了。牛蒡的有效成分包括單寧（綠茶、葡萄酒富含的多酚）與綠原酸（咖啡等富含的多酚）等植物化學成分，其中尤以表皮的含量特別豐富。

單寧與綠原酸含有強大的抗氧化作用，能夠去除造成老化與疾病的自由基，提升免疫力。且牛蒡表皮也含有豐富膳食纖維。這邊要請各位留意的是菊糖（inulin）與木質素（lignin）。

菊糖屬於水溶性膳食纖維，未經消化就會直接到達腸道，在腸內分解成好菌的糧食——寡糖。此外還可以抑制腸道吸收醣分的速度，預防血糖值一下子升得太快。木質素則具有抑制癌細胞的效果，兩者都富含於牛蒡的表皮。

因此食用牛蒡時請不要削皮，只要用菜瓜布將表面髒污刷淨即可。牛蒡遇到空氣會變黑，因此切完之後通常會泡水。泡過牛蒡的水會變成褐色，這其實代表重要的植物化學成分流失到水中了！也就是說，牛蒡長時間泡水去澀，寶貴的營養成分就會溶出，所以請各位快速沖水一下即可，才能夠鎖住營養成分。

青椒與甜椒的有效成分含量隨著綠、紅、黃、橙有所不同

●透過繽紛色彩攝取豐富營養成分

到超市等的蔬菜專區，不僅能夠看到綠色的青椒，還能夠看見紅、黃、橙色的甜椒，色彩相當繽紛。「青椒與甜椒有哪裡不一樣嗎？」很多人會如此思考，其實兩者在植物分類上都屬於茄科辣椒屬，而甜椒就屬於青椒的一種。目前並沒有嚴格的規範，認定什麼樣的植物稱為青椒，什麼樣的植物稱為甜椒，但是一般認為青椒的苦味比較重，甜椒肉厚且甜味比苦味明顯。近年研究發現，青椒的苦味源自於多酚——槲皮素（quercitrin）。

但是這並不代表「含有多酚的微苦青椒比較健康」。**因為青椒與甜椒的有效成分含量等隨色彩而異**。以兩者都富含的維生素C為例，含量多寡依序為紅

→橙→黃→綠。**維生素C不僅可藉抗氧化作用預防老化，在NK細胞活化方面也非常重要。**

至於β-胡蘿蔔素的含量多寡則為紅→綠→橙→黃，**β-胡蘿蔔素擁有強大的抗氧化能力，可以預防血管老化造成的文明病、癌症，對維持皮膚與黏膜健康來說也相當重要。**

此外紅色的甜椒還含有可以去除自由基的辣椒素（capsaicin），以及整頓自律神經的檸檬烯（limonene）等。

因此食用青椒或甜椒時，就稍微留意讓自己一餐可以吃到所有顏色吧。

蓮藕凝聚了許多與「免疫」有關的重要成分

●有助於改善感冒等傳染病、花粉症等過敏

在蔬菜當中格外不顯眼的蓮藕，其實也有助於提升免疫力，以及調節免疫力平衡。蓮藕能夠多方面提升免疫力，因此以下將條列式介紹。

1 溫暖身體，提升免疫力

蓮藕的主要成分是醣類，醣類是身體活動的能量來源，能量不足的話就會體寒，導致免疫力下降。

2 維生素C可促進免疫細胞活化

維生素C可促進免疫細胞活化，對提升免疫力來說不可或缺。

3 藉膳食纖維整頓腸內環境

膳食纖維能夠整頓腸內環境，有助於提升免疫力。

4 含有可幫助提升免疫力的蛋白質

蓮藕含有蛋白質的一種——凝集素（lectin），能夠幫助免疫細胞中的巨噬細胞發現細菌等異物。

5 含有植物化學成分——單寧與綠原酸

單寧與綠原酸能夠預防免疫過度反應，達到減輕、改善花粉症等過敏症狀的效果。

6 富含預防感染疾病的黏蛋白

黏蛋白有助於提升黏膜保護，幫助身體預防遭傳染感冒等疾病。

想要獲得如此豐富的蓮藕健康效果，建議不要削皮並盡量生吃。

薑當成中藥處理，藥效就愈好的薑

●溫暖身體並攻擊自由基

薑是世界各地都廣泛使用的食材，日本是在3世紀以前，當成藥材從中國引進的，現在也大量運用在民間療法上，包括「薑湯」（感冒等）、「薑貼布」（肩膀僵硬或腰痛等）等，另外也視為中藥藥材的一種。

薑含水量達90％以上，剩下極少的辛辣成分為薑辣素（Gingerol），對身體非常有益。

薑辣素存在於生薑當中，攝取後能夠擴張四肢末梢血管，促進血液循環，達到溫暖身體的效果。薑經過乾燥後，薑辣素會轉化成薑烯酚（Shogaol）與薑油酮（Zingerone）等。薑烯酚能夠刺激腸胃，連體內深處的體溫（內臟等體內溫度）一起提升。

免疫力關鍵的NK細胞，在體溫為36.5度時最活躍，所以建議各位積極運用薑溫暖身體的效果。此外，**薑烯酚與薑油酮都具備抗氧化作用，因此吃薑有助於對抗造成老化與癌症等疾病的自由基。**

其他還有預防食物中毒的殺菌力與抗菌力、促進胃液分泌增強消化、活絡內臟功能等豐富的健康效果。但是薑的刺激性比較強烈，胃腸不好的人要留意別過度食用。

溫度降低到10度以下時，薑的功效就會變差，所以請勿放進冰箱。建議用微溼的報紙等包起，存放在照不到陽光的地方。

營養價值極高的紫蘇（大葉）含有抗氧化物質與植物化學成分

●不僅可以提升免疫力，還可以調節免疫

唇形科的植物統稱為紫蘇。而平常食用的青紫蘇葉，一般稱為「大葉」。大葉紫蘇的營養價值特別高，**具抗氧化效果的胡蘿蔔素含量，在蔬菜中名列前茅**。大葉紫蘇中還含有**與免疫力有關的成分——屬於植物化學成分的木犀草素（Luteolin）與迷迭香酸（Rosmarinic acid）**。

木犀草素與迷迭香酸不僅能夠提升免疫力，也有助於緩和免疫細胞過剩反應造成的過敏症狀。因此這類成分也會用在異位性皮膚炎的治療。

大葉紫蘇獨特的香氣源自於紫蘇醛（Perillaldehyde），能夠促進食欲，並藉由強大的防腐作用預防食物中毒等。另外還含有防老化的α-亞麻酸（Alpha-linolenic acid），且維生素B12有助於製造血液中血紅素，維持傳遞腦部指令的神經健康，最後還含有日本人容易缺乏的鈣質。

大葉紫蘇營養價值很高，所以適合生吃，但是生吃就很難吃到足夠的量。此外切碎能夠增加功效，所以建議添加冷豆腐或納豆，或是炒菜之後最後再灑上大葉紫蘇、直接包著烤肉等享用。

赤紫蘇的葉片有安定精神的作用，因此也會在中藥領域搭配運用，另外也很推薦直接熬煮成湯。只要每天持續攝取，就算僅攝取少量也有助於提升免疫力。

含有大量維生素C與植物化學成分的柑橘

●冬天吃的柑橘健康效果能夠維持到夏天！

「吃了柑橘就不會感冒」、「3顆柑橘，不會生病」。各位是否記得阿公阿嬤曾這樣叮嚀過自己呢？

相信各位都明白，「不會感冒」、「不會生病」＝免疫力呈現在最佳狀態。**因為柑橘富含維生素C，能夠提高對病毒與細菌的抵抗力，進而提升免疫力。**

柑橘、柳橙與檸檬等柑橘類水果，含有植物化學成分——類胡蘿蔔素，尤其是日本常吃的溫州蜜柑，更是含有非常豐富的類胡蘿蔔素——β-隱黃素。**β-隱黃素能夠預防自由基與癌細胞造成的細胞傷害，提升身體的免疫力。**

β-隱黃素停留在體內的時間比β-胡蘿蔔素還要久，因此據說在柑橘盛產的冬季食用，效果能夠持續到夏天。

蜜柑中β-隱黃素的效果

- 提高免疫力
- 預防骨質疏鬆症
- 預防第二型糖尿病
- 打造美肌
- 抑制致癌機會

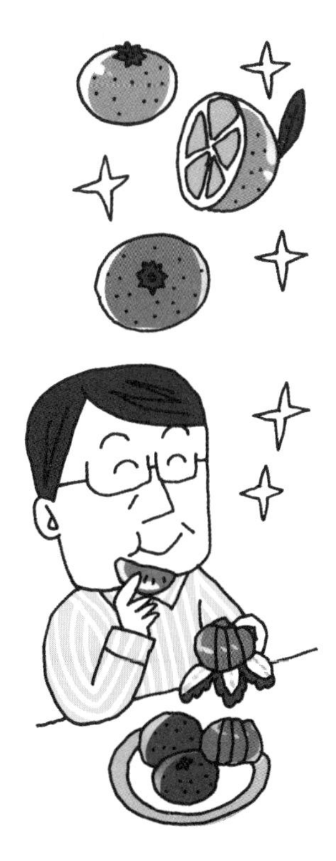

成熟前後都有助於提升免疫力的香蕉

●冷凍可提升抗氧化能力！

香蕉的醣類含量很多，或許會有人怕胖所以敬而遠之。但是香蕉和使用砂糖製成的點心不同，含有維生素、鉀等礦物質、膳食纖維以及餵食腸內好菌用的寡糖，其實是非常健康的食物。

最有趣的，是香蕉對提升免疫力的效果，會隨著熟度出現少許差異。例如：成熟前的**綠色香蕉富含抗性澱粉（Resistant Starch），能夠成為好菌的糧食**。「難消化性」的性質使其不會在小腸就被消化，能夠確實到達大腸促進好菌繁殖，提高腸道免疫力。

香蕉成熟後表皮會逐漸變黑，這時就有助於增加與免疫功能有關的白血

球。再將成熟的香蕉拿去冷凍，可以增加屬於植物化學成分的多酚，提升抗氧化能力。

藉香蕉提升免疫力的食用方法

香蕉不僅能夠在工作前補充熱量，也很適合在活動與運動後消除疲勞。晚間食用也可望達到助眠效果。

●淋上優格食用

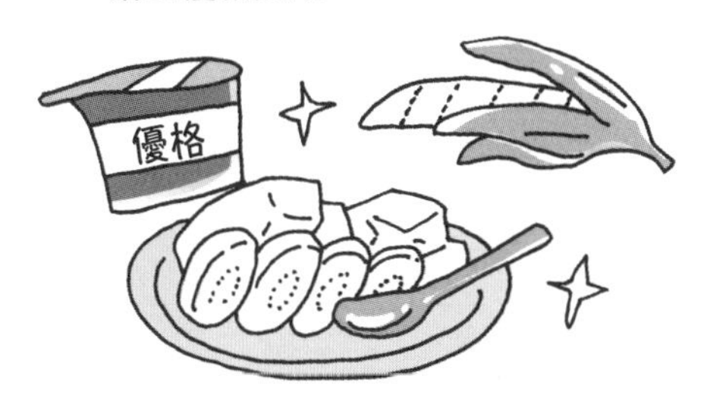

●冷凍後當成冰淇淋（雪糕）食用

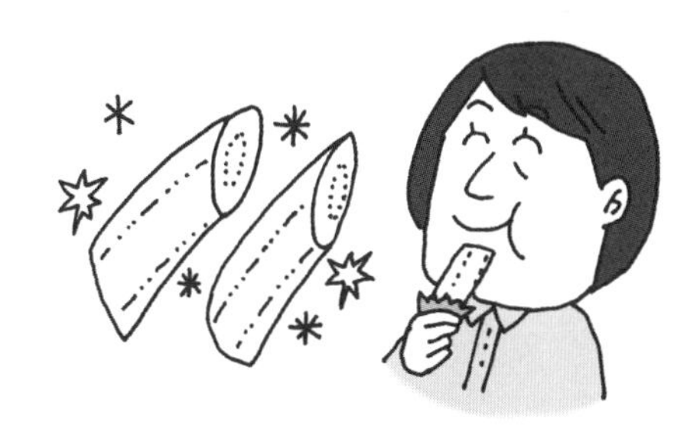

●打成綠拿鐵或果汁享用

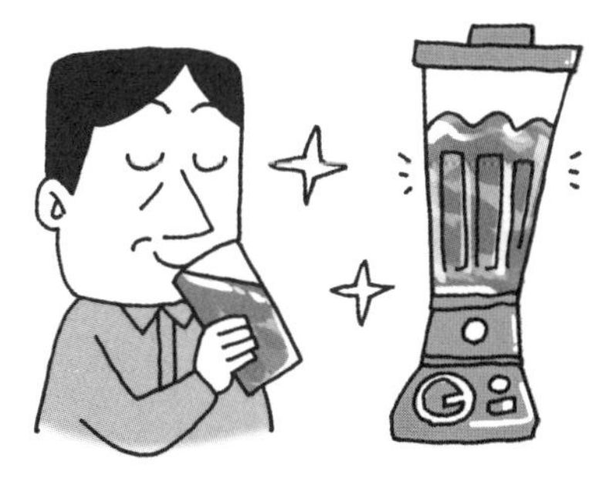

蛋中的蛋白質是提升免疫力時不可或缺的成分

●膽固醇過度降低會造成免疫力變差

蛋含有蛋白質、脂質、磷、鈣、鐵、維生素類等人體必需營養素，因此被稱為完全營養品。「膽固醇過高，必須控制蛋的食用量」雖然很多人都這麼認為，但是實際上卻是天大的誤會。透過食物吃進去的膽固醇，不會直接影響體內的膽固醇。

此外**膽固醇是製造細胞膜與賀爾蒙的材料，因此膽固醇值過低時免疫力也會跟著下降，提高罹病的風險。蛋中豐富的蛋白質，是提升免疫力時不可或缺的營養素，此外還含有可活化免疫力的胺基酸——胱胺酸（Cystine）**。

同時攝取胱胺酸與綠茶中的單寧，就會在體內形成具強大抗氧化作用的胺基酸，進而提升免疫力。

1天最好吃1個以上！
蛋的健康能量

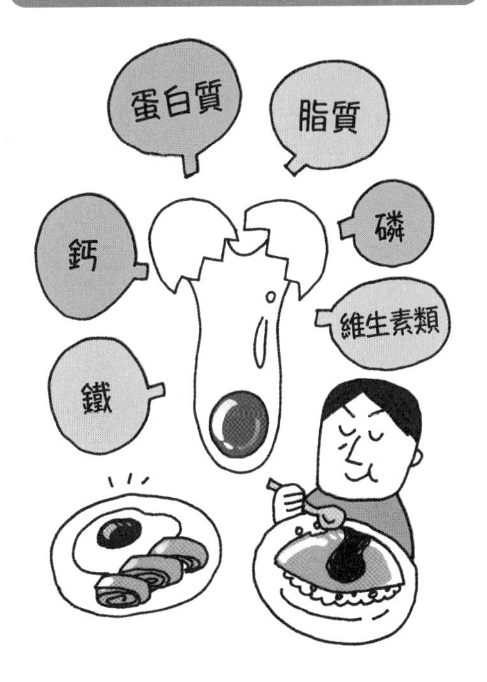

- 含有對身體很重要的**必需胺基酸**，且相當均衡。
- 蛋黃中的**膽鹼（Choline）**，能夠促進腦部活化。
- 含有**ω3-脂肪酸**，能夠降低心臟方面疾病的風險。
- 含有具抗氧化作用的**類胡蘿蔔素**。
- 含有有益眼睛健康的**維生素A、葉黃素與玉米黃素**。

肉類含有免疫細胞合成時不可或缺的胺基酸，請確實攝取

●關鍵在於牛、豬、雞都均衡攝取

沒有運動習慣的人，肌肉量會隨著年齡增長而下降。肌肉量減少會提高罹病或受傷的風險，像是跌倒造成骨折或是脫水等。各位或許認為這是老年人才有的問題，但是其實最近愈來愈多人因為運動量不足、3餐營養不均衡、生活不規律，雖然才30、40歲而已，肌肉量與體力卻等同於50、60歲的人，所以必須特別留意。**組成身體的重要成分——蛋白質不足的話，不只肌力會變差，連免疫力都會跟著下降。**

P.78～P.79提到蛋是優質的蛋白質來源，事實上我們可以透過肉類更確實地攝取蛋白質。動物性蛋白質含有免疫細胞合成時不可或缺的必需胺基酸，

因此肉類攝取量不足的話，免疫力就會變差，感染疾病的風險也會提升！

牛肉、豬肉、雞肉各含有不同的胺基酸，因此建議每天三餐都均衡攝取這三種肉類。「但是我最近肚子變胖了」、「我很容易胖，不敢吃太多肉」有這類困擾的人可以避開肋肉與里肌肉等，選擇脂肪特別少的瘦肉、菲力、雞胸肉。

肉類富含支撐免疫力的鐵與鋅，身體缺鐵時細胞就會缺氧，對免疫力造成負面影響！缺鋅則會導致淋巴球的T細胞失去活力，讓病原菌更易入侵身體。而肝臟富含鐵與鋅，再搭配維生素C一起攝取的話，就能夠進一步提升吸收率。

盡量每天食用蛋白質含量極高的魚肉

●特別推薦青魚與鮭魚

蛋白質是提升免疫力時不可或缺的營養素，談完蛋與肉之後，就來談談魚肉吧。魚肉自古以來就是日本人重要的蛋白質來源，事實上**魚肉的蛋白質含量高於牛雞豬肉**，因此想要提升蛋白質攝取效率的話，日常3餐最好有蛋也有魚。分量因人而異，基本上只要1片魚肉，攝取到的蛋白質量就達1天所需的3分之1。

魚肉中的鋅能夠幫助免疫細胞運作。各位當然可以依喜好選擇要吃的魚，不過這裡推薦的是像秋刀魚、鯖魚這類青魚與鮭魚。

青魚富含DHA、EPA這些ω-3脂肪酸，具備清血效果。目前也已經

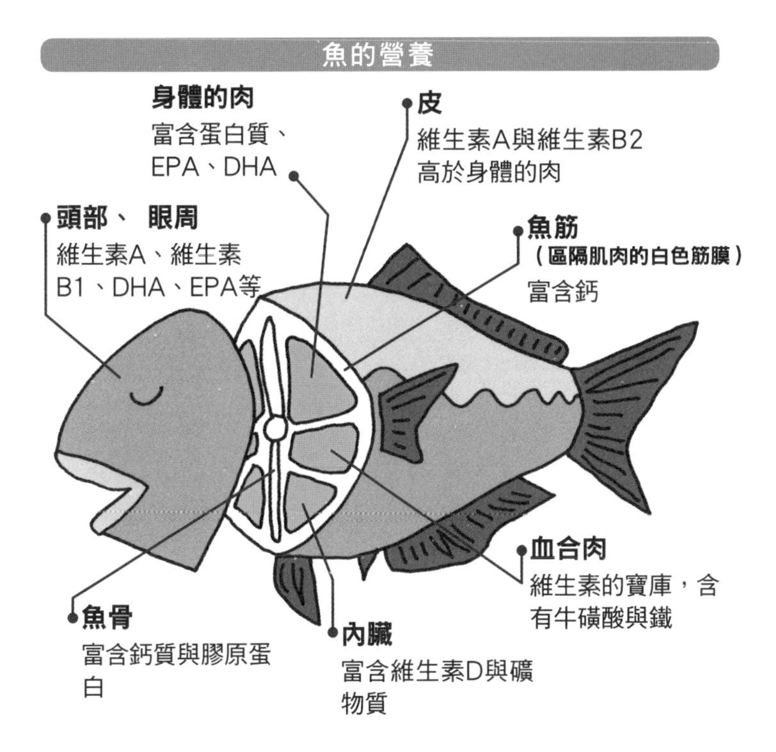

確認EPA能夠抑制過剩的過敏反應與炎症。

鮭魚不僅含有DHA與EPA，還含有蝦青素，而鮭魚肉的橘色就源自於蝦青素。蝦青素擁有強大的抗氧化作用，能夠去除傷害細胞的自由基。

素有「田野之肉」之稱的大豆、大豆加工食品含有能夠防癌的異黃酮

●異黃酮（isoflavone）是對男性來說非常重要的營養素

攝取蛋白質時必須重視動物性蛋白質與植物性蛋白質的均衡，而這邊推薦各位積極攝取的植物性蛋白質食材，就是豆類。豆類的健康效果備受全球矚目，聯合國糧食及農業組織更將2016年訂立為「國際豆年」。

大豆的蛋白質含量尤其豐富，甚至獲得「田野之肉」的美稱。而且大豆的胺基酸結構與動物性蛋白質相似，有助於帶來與肉類相仿的免疫力增強效果。

大豆還含有豐富的膳食纖維與鈣，膳食纖維含有率比菇類、蔬菜類還要高，此外半塊木棉豆腐就能夠攝取多達130mg的鈣。

大豆營養中最不容錯過的，就是大豆異黃酮。大豆異黃酮的結構與女性

賀爾蒙（雌激素）相似，因此又有植物雌激素之稱，也因此很多人都認為「大豆異黃酮有益女性健康」。事實上根據國立癌症研究中心的調查，**有在攝取大豆異黃酮的女性，比較不易罹患乳癌**。此外根據研究報告，大豆異黃酮不僅有助於預防乳癌，**還能夠降低罹患前列腺癌的風險**。所以無論男女，都應積極攝取。

想要攝取大豆營養時，除了可以直接食用水煮大豆或毛豆，也可以透過豆腐、納豆（參照P.48）、豆渣與油豆腐等加工食品攝取。

藉牡蠣中的糖原增加耐力，有助於預防感染

●富含有助於增強免疫力的鋅

有「海之牛奶」美稱的牡蠣（生蠔），營養價值非常高。牡蠣中的醣類有一半以上**都是糖原，是身體的精力來源，而精力充沛=免疫力很高，因此推斷出食用牡蠣也有助於預防感染疾病**。冬季捕獲的牡蠣糖原含量約為夏季的10倍，因此冬季享用也有助於預防一般感冒與流感。想要維持免疫力，就必須避免疲勞累積。而糖原有助於提高肝臟機能，所以也可望消除疲勞。

牡蠣富含的鋅也有助於增強免疫力。鋅是許多酵素與胰島素的成分，而保護身體不受病毒與細菌入侵的皮膚與黏膜，在新陳代謝時也不能缺少鋅。**身體缺鋅的話，黏膜保護能力就會變差，於是就會更容易罹患感冒，身體各部位機**

能也會失衡，提升身體不適與生病的風險。順道一提，鋅是人體必需礦物質的一種，由於體內無法自行合成，所以必須透過牡蠣等食材補充。

另外牡蠣還含有大量的牛磺酸（taurine），能夠補充精力、消除疲勞。由於牛磺酸怕熱，因此建議生吃或是藉由快速炙烤等稍微過火，才能夠徹底獲取牛磺酸的營養價值。

加熱不會導致鋅減少，因此要煮成火鍋或熱炒都無妨，搭配檸檬、臭橙等富含維生素C與檸檬酸（citric acid）的食材一起享用的話，還能夠提升鋅的吸收率。

有助於促進免疫細胞活化的昆布，關鍵在於切薄來吃

●熬過湯的昆布也要好好運用

日本人自古以來就用來熬湯的日常海藻，正是昆布。昆布經過熬煮會釋出黏黏的成分，這其實是屬於植物化學成分的褐藻糖膠（fucoidan）與藻酸（alginic acid），兩者都是海藻特有的水溶性膳食纖維。

褐藻糖膠能夠促進與免疫有關的ＮＫ細胞與巨噬細胞活化，將胃中的幽門螺桿菌逐出體外。藻酸能夠抑制中性脂肪的吸收與膽固醇值的提升，有助於預防動脈硬化與脂肪肝。

但是褐藻糖膠藏在細胞中，藻酸則藏在細胞壁之間，不將昆布切細的話就不會釋出。因此選擇把昆布切很薄的薯蕷昆布與朧昆布，就能夠徹底攝取昆布

的健康成分。

此外熬過湯的昆布也別浪費，請切細後入菜！因為昆布低熱量且膳食纖維豐富，能夠整頓腸內環境，提升免疫力。

昆布還含有鈣、鐵、鈉、鉀與碘等礦物質（有助於調整體況）、色素成分褐藻素（Fucoxanthin，能夠抑制脂肪蓄積）等有益健康的成分。

各大礦物質都對身體很重要，其中鈣質能夠幫助免疫細胞間的資訊傳達更順暢，而昆布的含鈣量約為牛奶的7倍，消化吸收率也很好，請務必善加運用在每天的飲食中。

糙米與雜穀類能夠促進腸內免疫細胞活化

●和白米一起煮就更易入口

「糙米與雜穀類是特別重視養生的人在吃的。」不久前社會仍瀰漫著如此氛圍，但是現在不管去哪間超市，都能看到糙米與雜穀類就擺在白米旁邊，也有愈來愈多定食店與餐廳，提供白米、糙米與雜穀米的選項。「營養價值高於白米」、「有助於減肥」這應該是糙米與雜穀類如此風行的一大原因，事實上從免疫力提升的角度來看，這也是很棒的食材。

糙米、紫穗稗、小米、黍等雜穀類的膳食纖維量非常多，有助於腸內好菌繁殖。好菌量一多，聚集在腸道的免疫細胞就會活化。

此外大麥富含水溶性膳食纖維——β-葡聚醣，燕麥含有具備抗氧化能力的維生素B群與維生素E。因此想要提高免疫力的話，可將白米與這些雜穀類拌在一起享用。近來市面上售有許多不同雜穀類混成的產品，只要用飯鍋就能夠輕易煮好，門檻相當低。

雜穀米

用糙米、紫穗稗、小米、黍、黑米、紅米、薏苡與大麥等與白米混成。

糙米

僅去除稻殼的米，未經過精製。富含維生素B1、維生素E、鉀、蛋白質與膳食纖維。

食用完整食材的「全價值營養」飲食法在全球掀起風潮

●**平常會丟掉的部分，其實營養豐富！**

穀類、豆殼、蝦殼等平常會剝掉只吃肉，但是其實丟掉的皮與殼等，通常也凝聚了豐富的營養。此外**魚頭、魚骨、根莖類蔬菜的葉片、皮**（參照P.58**「胡蘿蔔」**、P.64**「牛蒡」**）、**菜芯、菜莖**（參照P.54**「高麗菜」**、P.52**「青花菜」**）**等也富含營養，不應該隨意捨去**。

「食物沒有不需要的部分，完整吃掉才是最理想的。」現在這個思維在全球各地都備受矚目，這些適合全部吃下肚的食材，也稱為**「全價值營養食材」，有助於提升免疫力**。

兼顧輕鬆攝取與提升免疫力的推薦全價值營養食材

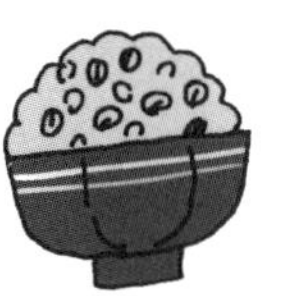

膳食纖維、鎂、鐵、
鋅與維生素B群等的
含量比白米豐富。

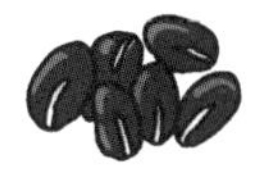

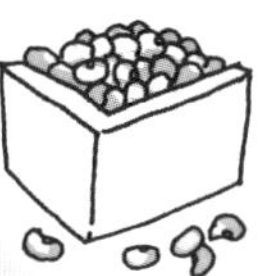

適合連皮一起吃下，
能夠攝取大量膳食纖
維。腸道健康的話，
免疫力也會提升！

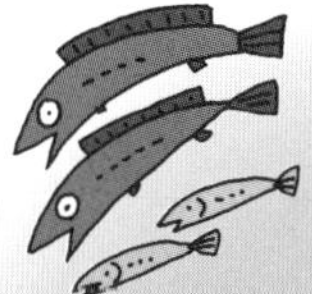

頭部、內臟、骨頭與
尾巴都會吃下肚，不
僅能夠攝取蛋白質，
還有助於補充鈣、
鐵、鋅等。

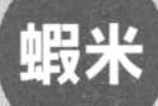

連殼一起乾燥的蝦
米，是鈣的寶庫，並
含有抗氧化成分——
蝦青素。

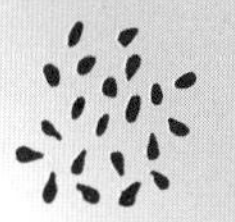

富含提升免疫功能的芝
麻素（Sesamin）、維
生素B6、維生素E。

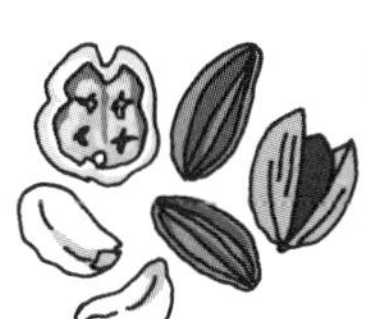

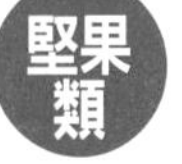

這邊推薦的杏仁果，
富含維生素E、各種
植物化學成分與膳食
纖維。

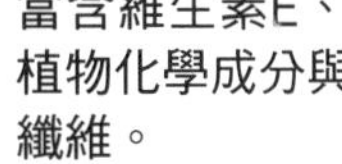

辣椒能夠提高體溫，促進NK細胞活化

●藉溫暖身體的食材，將體溫提高到36.5度以上

第1章有提到提升免疫力的關鍵字之一，就是「體溫」（參照P.22）。體溫太低時，免疫關鍵——NK細胞的活性就會變差。近來愈來愈多人體溫偏低，「日常體溫為35度左右」的人並不罕見，但是這其實非常不妥！想要維持健康的身體，就必須能夠用體溫計量出36.5度以上的體溫，所以日常生活請多想辦法提升自己的體溫。3餐也盡量選擇能夠溫暖身體的食材，努力避免體寒問題發生。

辣椒是促進血液循環、提升體溫的代表性食材。**辣椒中的辣椒素能夠促進腎上腺素分泌，帶來良好的血液循環。**「吃辣就會冒汗」也是基於這個原因。

推薦的辣椒攝取方法

- 和肉或蔬菜一起炒
- 用醋或橄欖油浸泡辣椒後當成調味料使用
- 運用市售辣椒醬、塔巴斯科辣椒醬、豆瓣醬等使用了辣椒的調味料
- 食用搭配了辣椒的泡菜

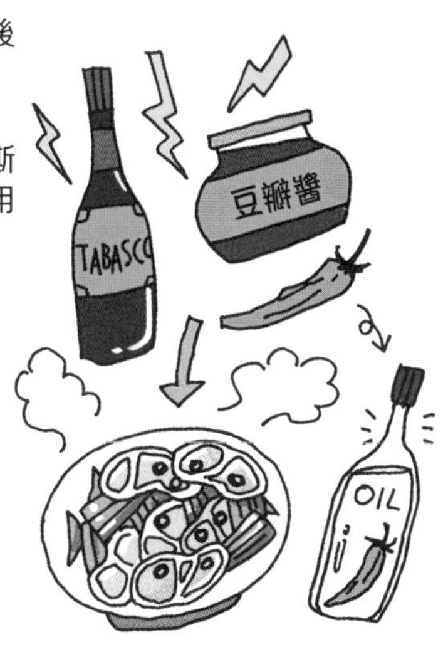

體溫上升↓免疫功能活化↓
面對病毒與細菌時戰鬥力更強。

所以想要打造不輸給疾病與癌症的身體，就請多方攝取辣椒吧。此外也可以透過薑（參照P.70）與醋（參照P.96）等食材溫暖身體。

同時攝取醋與鈣有助於提升免疫力！

●醋能夠促進血液循環，達到溫暖身體的效果

病毒或細菌等外敵入侵體內時，免疫細胞間會互相傳遞消息：「有敵軍入侵！」、「好！快製作有效抗敵的武器（抗體）吧。」**身體缺鈣時就無法順利傳達軍情，讓免疫細胞無法充分發揮戰力**。此外鈣能夠整頓自律神經（參照P.20），自律神經則會對免疫力造成重大影響。**身體缺鈣時會使交感神經優先運作，對免疫力造成負面影響**。

因此想要提升免疫力，就應多方食用優格（參照P.44）、大豆與大豆產品（參照P.84）、牛奶、起司（芝士）、小魚、海藻、貝類與小松菜等食品，以確實補充鈣質。此外**也建議同時攝取醋與鈣，因為醋能夠溶出食物中的鈣，**

善加搭配醋與鈣的方法

- 用蛤仔或蜆類煮味噌湯，並添加1.5小匙的醋
- 將1大匙的醋倒入120㎖的牛奶當中
- 用醋醃漬小魚、海藻與小松菜等
- 以南蠻漬的方式調理魚肉

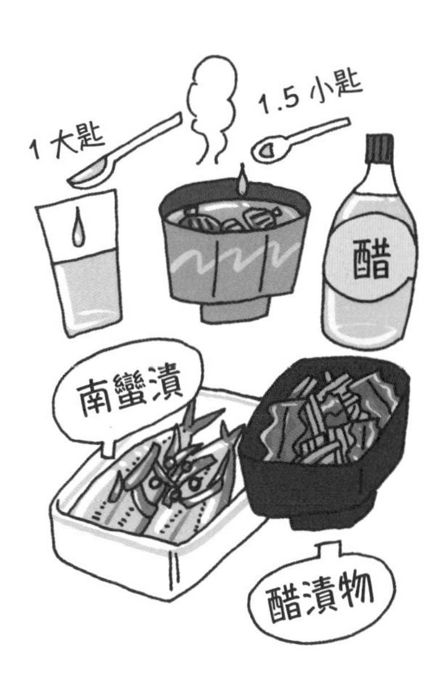

幫助身體吸收。

醋也具有促進血液循環的作用，而溫暖身體則有助於維持免疫力。

橄欖油的多酚因提昇免疫力的功能而備受矚目

●油酸可預防動脈硬化、糖尿病與肥胖

油酸是橄欖油的主成分，能夠僅降低壞膽固醇，有助於預防動脈硬化、腦梗塞與心肌梗塞等。此外油酸能夠促進脂質代謝與糖代謝活化，同樣可預防&對抗糖尿病與肥胖問題等。

提到橄欖油的健康效果時，一直以來都將目光放在油酸上，但是其實橄欖油中的多酚近年也備受矚目。多酚是僅植物才有的成分，具有強大的抗氧化能力。多酚同樣五花八門，且各有專長，目前已有研究報告顯示，**橄欖油中的多酚具有提升免疫力與抗炎症作用，能夠防癌**。

橄欖油適合搭配肉、魚、蔬菜等豐富食材，而這邊最推薦的是搭配蔬菜。

建議搭配橄欖油的蔬菜

高麗菜
胡蘿蔔
青花菜
紫蘇
南瓜
洋蔥
蔥
小黃瓜
大豆
番茄
甜椒

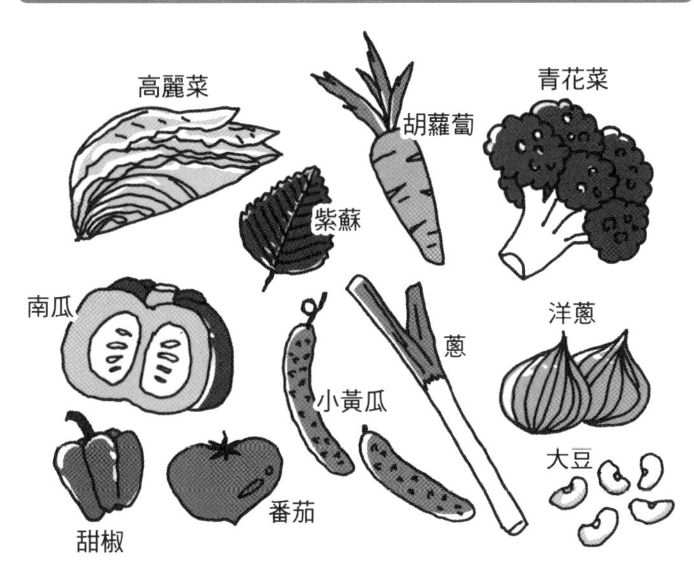

黃綠色蔬菜搭配橄欖油的話，能夠提升身體對β-胡蘿蔔素、維生素A、D、E、K與鈣等的吸收效率。

藉綠茶中的4種兒茶素提升免疫力

●「冷泡」與「熱泡」的效果稍有不同

綠茶中富含植物化學成分——兒茶素，具有抗氧化作用、抗病毒作用、抗癌作用、抗菌與殺菌作用，並可降低膽固醇、抑制血糖上升、預防肥胖、蛀牙與口臭等，健康效果五花八門。

綠茶中的兒茶素可分成4種，分別是表兒茶素（epicatechin）、表沒食子兒茶素（epigallocatechin）、表兒茶素沒食子酸酯（epicatechin gallate）、表沒食子兒茶素沒食子酸酯（epigallocatechin gallate）。其中因為能夠提升免疫力而建議留意的，是表沒食子兒茶素與表沒食子兒茶素沒食子酸酯。

表沒食子兒茶素具有強大的力量，能夠促進免疫細胞中的巨噬細胞活化，

目前已知**有助於對抗O-157、抗生素無法發揮效果的MRSA、皮癬菌感染等**。並有報告指出，**表沒食子兒茶素沒食子酸酯則能夠緩解花粉症等過敏症狀，藉高抗氧化能力提升免疫力、達到凍齡效果**。

表沒食子兒茶素具有溫度愈低愈易萃取的性質，因此將茶葉與冰水倒入茶壺，浸泡5分鐘所得出的冷泡綠茶，富含表沒食子兒茶素。

相反的，溫度太低就萃取不出表沒食子兒茶素沒食子酸酯，因此想要充分攝取表沒食子兒茶素沒食子酸酯時，應用70～80度的熱水沖泡茶葉，浸泡5分鐘以上再飲用。表沒食子兒茶素沒食子酸酯非常脆弱，過熱的水會使其變性，因此也要注意溫度別太高了。

咖啡、巧克力中的多酚以及水果乾的膳食纖維都不容忽視

●選擇黑巧克力與不加糖的水果乾

在橄欖油（參照P·98）的項目有提到多酚，多酚屬於植物化學成分的一種，是植物為了保護自己並留下子孫所製造出的抗氧化物質。目前最聞名的多酚有紅酒與藍莓中含有的花青素（anthocyanin）、綠茶中的兒茶素，但是近年咖啡中含有的咖啡多酚（綠原酸）與巧克力中的可可多酚也因有「有益健康」而備受矚目。**咖啡多酚與可可多酚的抗氧化能力都很強，能夠攻擊造成老化與疾病的自由基，維持免疫力。**

此外**水果乾不僅含有豐富的膳食纖維，還符合全價值營養食材的吃法（參照P·92），有助於提升免疫力。**這裡推薦的是葡萄乾、杏仁果乾、藍莓乾等。

葡萄乾含有酒石酸（tartaric acid），研究報告顯示能夠與豐富的膳食纖維相輔相成，預防結腸癌。杏仁果乾具有抗氧化作用強大的β-胡蘿蔔素，可望提升免疫力並達到美肌效果。藍莓乾不僅富含膳食纖維，含有花青素這項多酚也是其一大魅力。

但是購買水果乾時請仔細確認成分表，市售品中有不少都是以砂糖醃漬，其實水果本身已經含有充足的糖分，所以請選擇「未使用砂糖」的類型。巧克力也應選擇黑巧克力而非牛奶巧克力，並盡量選擇含糖量少的類型，且注意別吃太多。

Column 2

世界上有降低免疫力的食物嗎？

第2章介紹了許多有助於提升免疫力的食品，其實各位可以秉持著這樣的認知——世界上沒有吃了會馬上降低免疫力的食品。但是防腐劑與色素等食品添加物會影響腸道環境，仍應注意別過度攝取。就算是第2章介紹的食物，也不能過度食用或是總是只吃同一種。

國外製作的點心與加工食品中，往往很難看出使用了什麼材料？含有什麼添加物？尤其是親朋好友出國後，買回來當伴手禮的點心、中藥與健康食品等，因此初期嘗試時建議一次僅食用少量。

第 3 章

重新檢視生活習慣
以提升免疫力

日夜顛倒的生活會降低免疫力！想辦法維持規律的生活吧

●盡量維持固定的起床與就寢時間

「白天認真工作，入夜就沉澱下來。」與免疫相關的NK細胞具有如此特徵。此外大幅左右免疫力的自律神經（參照P.20）中，會在活動時優先運作的交感神經主要在白天時運作，入夜至就寢期間就會切換成讓身心放鬆的副交感神經。因此過著**日夜顛倒的生活**，**就會打亂自律神經的平衡**，**使免疫力大幅下降！**長期熬夜與時差等，也都是造成免疫力下降的重要原因。

因此早上請在固定時間起床，晚上也應盡量在差不多時段就寢，只要起床與就寢的時間規律，1天3餐的用餐時間也會跟著穩定下來。

但是像長途運輸或長途巴士的司機、夜班工作等，就很難打造出「早上起床，晚上睡覺」這種生活規律。這畢竟也不是自願的，所以請盡量在能力所及的範圍內，想辦法過著有助於提升免疫力的生活，例如：改善飲食（參照第2章）、避免壓力累積（參照第4章），並保有充足的睡眠（參照P.126）等。

本書介紹了從各方面提升免疫力的方法，但是請千萬別認為：「不照著書上所寫去做，免疫力就會變差，容易生病。」第4章也將提到，個性一板一眼、過度嚴謹、神經質也會造成免疫力下降。因此請將「規律生活有助於提升免疫力」等視為一種資訊，能夠實踐的人就盡量實踐，因為工作等因素難以實踐的人，就當成長知識即可。

早晨沐浴在陽光中，能夠重啟亂掉的體內規律

●早上醒得舒服，晚上就能夠睡得香甜

人類體內都有生理時鐘，而生理時鐘會配合太陽的運作，以1天24小時為週期變動。舉例來說，晚上睡覺時體溫會開始下降，黎明時體溫降到最低，早上起床開始活動時就逐漸上升，到傍晚時升到最高。血壓與賀爾蒙的分泌等也會受到生理時鐘影響，一整天起起伏伏。從免疫力的角度來說，**NK細胞在白天最為活躍，夜間就會沉靜下來，因此免疫細胞缺乏活性的夜間，應盡可能讓身體靜靜休息。**

掌控生理時鐘的是自律神經，最簡單的自律神經整頓方法之一，就是早晨時沐浴在陽光中。人類的生理時鐘就刻畫在腦中，**早晨曬太陽時刺激會傳達到**

腦部，重整凌亂的生理時鐘。

一日之計在於晨，因此早晨的心情與身體狀況就非常重要。**能夠透過曬太陽確實調節生理時鐘的話，工作與家事等都會更加順利，過完1天後就算疲勞也會通體舒暢，睡得非常香甜。**

「每天加班打亂了生理時鐘」、「已經養成熬夜的習慣了」，有這些狀況的人，請先試著一早起床先去曬太陽，提早多久起床，晚上就能夠提早多久睡著。

此外陽光具有合成維生素D的效果，維生素D能夠調節免疫機能，有助於預防骨質疏鬆症等。

劇烈運動會降低ＮＫ細胞的能力，所以「適可而止」、「溫和」就夠了

●建議在日常生活中散步、健走等

近年興起了慢跑與馬拉松的風潮，不少人步入中高年後，就會為了對抗代謝症候群（Metabolic syndrome）開始慢跑。運動確實有助於維持身體健康，但是劇烈運動會導致ＮＫ細胞力量降低。

不曉得各位是否知道，在皇居周遭慢跑的人雖然看起來很健康，但是感冒次數卻意外地高？此外運動員其實也很容易感冒，因此馬拉松選手等管理身體狀況的難度其實相當高。

從P.111的圖表即可看出，**從事劇烈運動之後，ＮＫ細胞會暫時性活化，但是運動結束後就會大幅降低。然而完全不運動對身體也不好。**

運動與NK細胞的活性關係

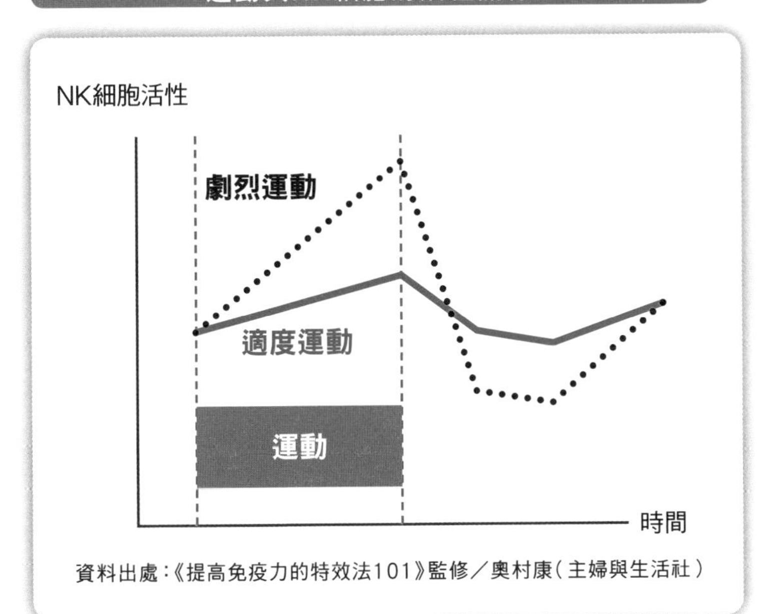

資料出處：《提高免疫力的特效法101》監修／奥村康（主婦與生活社）

因此建議在日常生活中依自己的步調健走，例如：不要搭電梯和手扶梯改走樓梯、出門不騎腳踏車改用走路等，藉此盡量讓身體動起來。

平均體溫要達36.5度以上，高體溫有許多好處

●首先請先量體溫，確認自己的平均體溫

「體溫降低，免疫力也會變差。」前面已經反覆說過數次，**想要提升免疫力的話，必須維持在36.5度以上的體溫**。各位知道自己的平均體溫嗎？長大之後沒有感冒的話就不太會量體溫，所以請先測一下自己的正常溫度吧。

體溫一整天會經常變動，也會隨著當天身體狀況微有差異。想要知道自己的平均體溫，就必須在早、午、晚各挑一個固定時間，連續3天定時量體溫，再算出這些體溫的平均值，就是自己的平均體溫了。接下來就要介紹幾個避免身體冰涼的訣竅。

平均體溫維持36.5度以上的優點

- 基礎代謝提升、不易變胖、減肥也較容易成功
- 新陳代謝活化，身體年輕有活力
- 血液循環變好，氧氣與營養能夠傳遞給全身細胞
- 腦部血液循環變好，預防腦老化

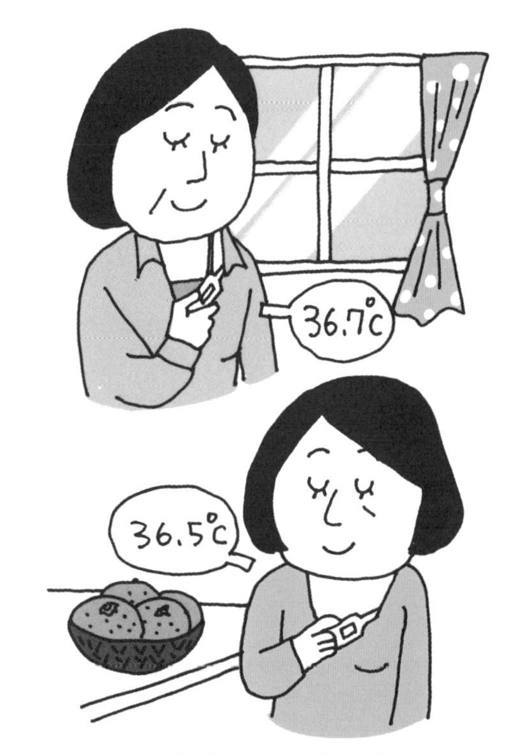

1天沒辦法量3次體溫的人，也可以減少至1天1次。這時請3天都在相同時間量完後，再算出平均值。

●避免身體冰涼的免疫力提升訣竅１　半身浴

光是淋浴沒辦法溫暖到身體深處，當然不能指望提升免疫力。花點時間泡在熱水裡，才能夠幫助ＮＫ細胞活化，使副交感神經優先運作，達到放鬆＆消除壓力的效果。

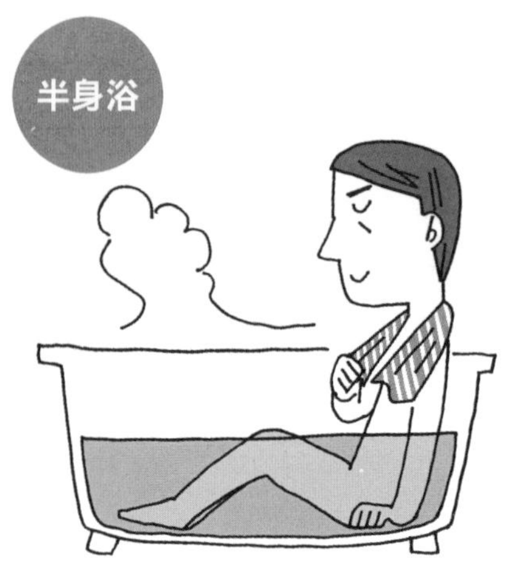

泡在40度熱水15分鐘，
要泡到心窩處。

沒時間的話，也可以泡個手或腳

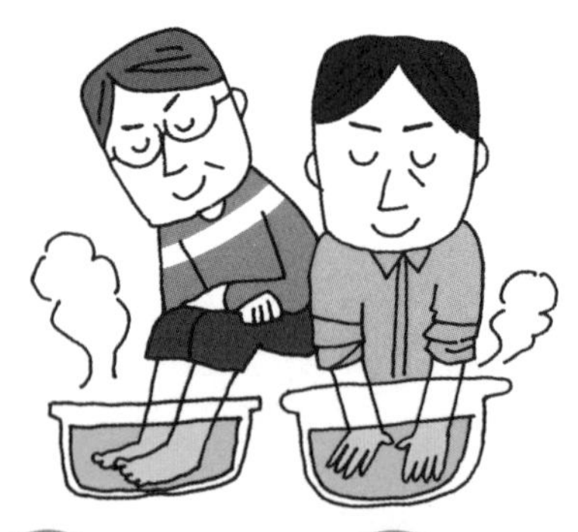

足浴

用42度的熱水泡10～15分鐘，並泡到雙腳腳踝。

手浴

將雙手泡在42度熱水中3分鐘，要泡到雙手的手腕。泡完後再用冷水浸泡，並反覆5次。

●避免身體冰涼的免疫力提升訣竅 2　溫暖「頸部」

頸部、手腕與腳踝都有很粗的血管，這裡冰涼的話全身體溫就會降低，所以要蓋好以保持溫暖。

各部位保暖法

頸部

用圍巾或圍脖保護，關鍵在於覺得「冷」之前就要圍上。因此外出時請先在自家玄關戴好圍巾或圍脖。

上半身

夏冬會以冷暖氣將室內調節得很舒適，結果與戶外形成劇烈溫差，春秋則是早晚與白天溫差大，而兩者都會擾亂自律神經。所以外出請攜帶能夠輕易穿脫的上衣或薄外套。

腹部與腰部

在開有冷氣的辦公室等工作時，可以準備一條毯子蓋住腰部至腿部。天氣寒冷時在戶外活動，也建議將拋棄式暖暖包貼在腰部。

手腕

冬天戴上可覆蓋手腕的手套，夏天待在冷氣房的時候，也要藉由長袖等保護手腕。

下半身

肌膚外露的部分愈少，身體就愈不會冰涼。因此盛夏仍建議穿著偏長的褲子或長裙。

腳踝

必須將腳趾至小腿處蓋好。

●避免身體冰涼的免疫力提升訣竅 3　靈活運用冷氣

日本夏天高溫潮溼！尤其近年更是酷暑降臨，沒有冷氣根本沒辦法過日子。但是過度吹冷氣卻會擾亂自律神經，招致「冷氣病」。罹患冷氣病的話免疫力會下降，出現頭痛、睡眠不足、腹痛、倦怠、疲憊等症狀，因此**夏天要吹冷氣的話，應將室內外的溫差控制在5度以內**。

吹冷氣時搭配電風扇帶動空氣流通的話，就算溫度設得不低也能夠感到涼爽。此外像是在辦公室用電腦等，就等於是長時間邊吹冷氣邊維持相同姿勢，血液循環會變差。所以一個小時應起來上廁所一次，讓身體動一動。

●避免身體冰涼的免疫力提升訣竅4 不要攝取過多水分

「多喝水才能夠清血」、「多喝水，能夠讓老舊廢物隨著尿液排出」很多人深信多喝水有益健康，當然水量的攝取對健康非常重要，且肌肉量充足、內臟功能正常的話，都能夠徹底代謝攝取的水分。

但是肌肉量少且缺乏體力的人過度飲水，反而會對內臟等造成負擔，使體內電解質失衡，讓身體變得不舒服。有「腸胃不適」、「頻尿」等困擾的人當中，不少人都有飲水過量的狀況。這時要特別注意的是冷飲與冰品！天氣炎熱時當然會想吃冰涼的食物，但是在冷氣房中引用冷飲或食用冰品，會讓身體迅速降溫。

因此飲水量應適中，平常也應**飲用或食用常溫的食物**。

長期便祕會使腸內環境惡化，對免疫細胞造成負面影響

●與動脈硬化、憂鬱症有關！

便祕從以前開始，就是女性常見的困擾。但是最近可能是受到飲食等生活習慣或壓力的影響，愈來愈多男性也開始苦於難解的便祕。

「**便祕＝腸道環境不佳**」，因此便祕也會對腸道免疫細胞造成負面影響，應儘早改善。便祕演變成慢性疾病的話，會提高過敏與糖尿病的風險，腸內壞菌增加的話也會更容易引發動脈硬化、心臟疾病與腦血管疾病等。近年也有專家認為，便祕與憂鬱症之間帶有關聯性。

便祕改善法

- 食用菇類、牛蒡、蓮藕等膳食纖維豐富的食物
- 藉優格、泡菜、糠漬物等，攝取能夠整頓腸內環境的乳酸菌
- 攝取能夠成為好菌食物的寡糖
- 攝取西元前就以「天然瀉藥」聞名的橄欖油
- 維持規律生活，每天固定時間上廁所

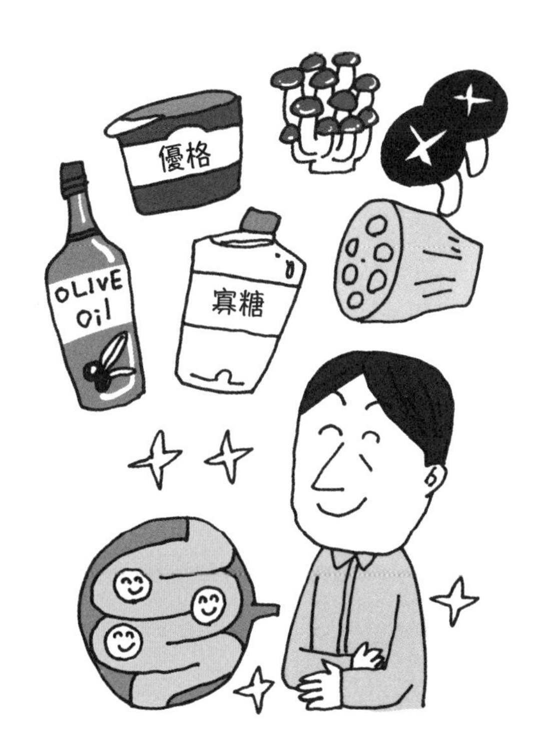

確實食用早餐有利於打造良好的排便規律

●食用溫暖的食物，促進腸道蠕動

欲提升免疫力，基本原則就是「以1天3餐的正常規律，享用營養均衡的飲食」。但是現代人忙於工作、家事與育兒，很容易錯過早餐。「想再多睡一下」、「出門前家裡有很多事情要處理，沒空吃早餐」相信很多人都有這樣的情況吧。

但是不吃早餐會提高便祕的風險，糞便與老舊廢物累積在腸內會導致壞菌繁殖，產生有毒物質與氣體，進而對免疫功能造成負面影響，連罹患大腸癌的機率也會提高。所以請打造出每天都能夠定期排泄老舊廢物的腸道吧！

P.118～P.119已經談過改善便祕的方法，這裡要針對早餐加以說

也可以試著按摩腹部

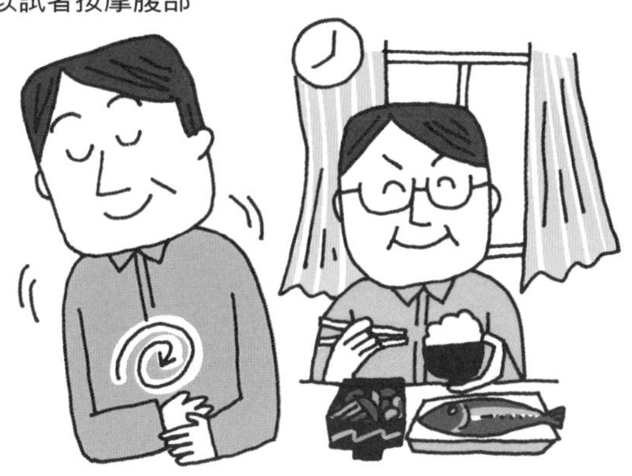

順時鐘摩擦腹部，也有助於改善便祕。

明。**食用早餐能夠開啟腸道開關，活化腸道的蠕動狀態展開排便的準備，因此吃完早餐排便是最理想的！**沒吃早餐的話，就沒辦法打造如此重要的排便SOP，而放著便祕不管，問題就會益發嚴重，招致腹脹、肌膚粗糙、頭痛、想吐、食慾不振等不適的症狀。體寒時腸道蠕動也會變差，所以也建議早餐選擇溫暖的食物。

過度重視「清潔」就沒辦法培養出強大的免疫力

●日本人出國容易吃壞肚子，也是因為免疫力較低的關係

在日本打開電視，就會看到許多標榜「抗菌」、「殺菌」、「清除病毒」的商品廣告。我認為雖然清潔很重要，但是過度神經質就不好了。因為**生活在太過乾淨的環境，就沒辦法培育出相應的免疫力**。

日本人到亞洲或非洲等衛生狀態比日本差的國家時，可能光是喝水都會腹瀉。但是生活在當地的人喝同樣的水，卻不會吃壞肚子，這是因為他們已經培養出能夠對抗水中細菌與病毒的身體。

生活中偶爾鍛鍊一下自己的免疫力，或許也不是壞事。像是稍微恢復古早生活，不要過度依賴一開始談到的「抗菌」、「殺菌」商品。我並不是在提倡

「吃進沾滿泥巴的食物」或是「衣服髒了不洗繼續穿」這麼誇張的作法，只是認為不必誤以為「必須使用高抗菌力的清潔劑」、「不殺菌消毒就會生病」。

很多人都表示預防傳染疾病＝洗手、漱口，這個觀念沒有問題，但是我認為能夠透過洗手、漱口與口罩等預防的病毒或細菌，應該沒有什麼威脅性。**整頓腸道環境**、**提升自己的免疫力**，比洗手漱口還要重要。每5個日本人就有1個人苦於過敏性腸症候群（Irritable Bowel Syndrome），我不禁認為現代日本人的腸道已經變得比以前脆弱了，必須對於日本人的免疫力與生命力都變差一事有所體認。

不要過度使用肥皂，也不要過度清洗身體

●不必每天使用肥皂或洗髮乳

皮膚製造出的皮脂會在表面形成保護膜，防止病毒與細菌等的入侵以保護身體，稱為皮膚的「隔離保護功能」。乾燥或是摩擦皮膚之類的物理性刺激等，會造成隔離保護功能變差，皮脂的分泌量也會隨著年齡增長而減少。「每次洗澡都用尼龍沐浴巾等搓洗身體。」、「使用大量的肥皂與洗髮乳。」天天都這麼做的話，就會**過度清除皮膚的皮脂，招致皮膚困擾或染上疾病**！35、40歲的人覺得皮膚比以往乾燥時，就請改變清潔身體的方式吧！3大關鍵如下：

1　2～3天用一次肥皂或洗髮乳即可

2　沒有使用肥皂或洗髮乳的日子，就以淋浴搭配用手輕柔洗淨的方式

3 尼龍沐浴巾與沐浴刷等會造成過強刺激，所以洗澡時應使用紗布沐浴巾或是直接手洗

皮膚隔離保護功能

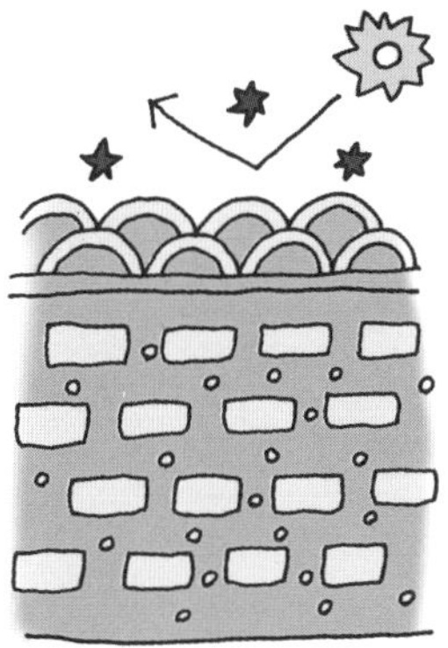

○ 隔離保護功能

隔離保護功能確實運作＝處於高免疫力的狀態，因此不容易出現皮膚困擾

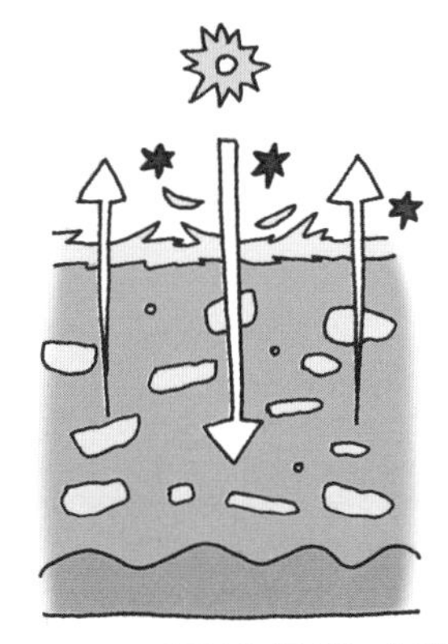

✕ 隔離保護功能

過度清除皮脂等保溼成分，會損及隔離保護功能，降低對紫外線與細菌的抵抗力

保有充足的睡眠，晚間10點就應進入晚安模式

●就寢前2、3個小時不碰手機

NK細胞白天會特別活躍，活性在晚上10點～深夜2點左右逐漸減弱。也就是說，**晚上10點～深夜2點是免疫力特別低的時段！這段期間使用或勉強身體就容易生病。**

最理想的狀態是晚上10點就寢，就算沒辦法入睡，也應躺好蓋上棉被，讓身心進入晚安模式。據說又稱為凍齡賀爾蒙的生長激素，有約7成會在睡眠時分泌。也就是說，想要精神飽滿又年輕煥發的話，就要在應睡覺的時段確實入睡！

「話是這麼說，但是很難入睡。」有如此困擾的人請重新檢視自己睡前的

習慣吧。是否到上床前或是在床上仍玩著手機呢？電腦與手機螢幕的藍光刺激太強，會讓腦部誤以為是「白天」，導致睡眠品質下降。因此睡前2、3個小時，就請別再碰電腦與手機了。

這時建議泡澡、做輕微的伸展運動、飲用熱牛奶等溫暖的飲品，藉此溫暖身體之後，體溫會在某個時間點迅速降低，而這時即非常適合入眠。另外也可以對舒眠道具多下工夫，例如：選擇符合人體工學的枕頭、棉被與睡墊等寢具，睡衣也要選擇透氣且不會影響翻身的寬鬆類型等。夜間想睡是受到賀爾蒙——褪黑激素（Melatonin）的影響，而褪黑激素遇到昏暗環境時會大量分泌，因此也可以在睡前數小時就關掉房間的燈。

運用腹式呼吸也會提升唾液量的「唱歌」有助於提升免疫力

●不擅長唱歌的人，也可以聽歌就好

相信有讀者很喜歡唱卡拉OK吧？想要把歌唱好，就必須確實地從腹部發聲，也就是使用腹式呼吸。P.160將會針對腹式呼吸進一步說明，簡單來說，關鍵是反覆進行「吸氣時下腹部脹起」＝緊張、「吐氣時下腹部鬆開」＝放鬆，如此一來就能夠讓副交感神經優先運作，讓身體能夠舒服且放鬆地發出響亮的聲音。

副交感神經優先運作時，會分泌出大量唾液（參照P.14），有助於提升免疫力。此外盡情唱出喜歡的歌時，也能夠抒發壓力。也就是說，**唱歌能夠從精神層面對免疫力提升帶來貢獻。**

「我喜歡聽音樂，但是不擅長唱歌。」相信也有這樣的人吧？這時只聽歌也沒關係。聽歌同樣能夠讓副交感神經優先運作，促進血液循環。

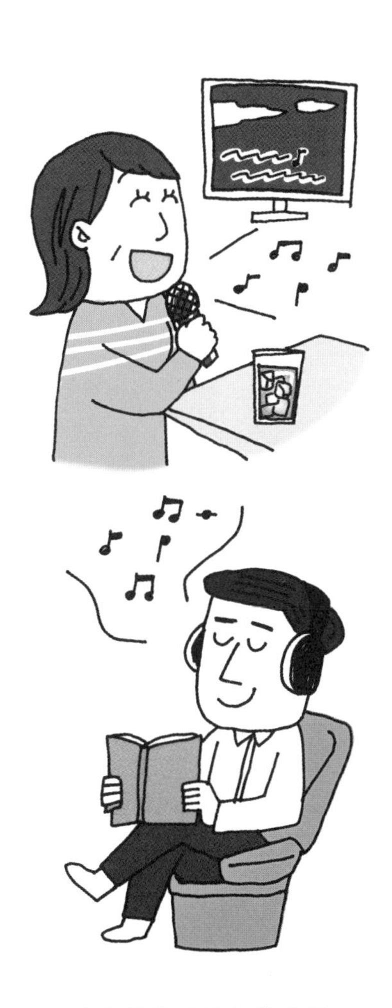

聽音樂與唱歌都能夠讓副交感神經優先運作，提升免疫力。

已經有實驗證明「歡笑能夠提升免疫力」！

●表現出笑與假笑同樣有效果

第4章會進一步詳細說明，總之免疫力與精神狀態密切相關。以「歡笑」為例，**常笑能夠提升NK細胞的活性，不常笑的話NK細胞活性會變差，進而提升罹癌等疾病的風險。**

有項實驗針對「笑的效果」加以研究，在吉本新喜劇與18名受測者的協助下，比較這18個人欣賞漫才與落語等現場表演前後的NK細胞活性變化，結果發現其中有14個人（20~60歲）的NK細胞活性確實提升了（其中一人無法測量）。此外我也曾參加某場節目，檢測過某位資深男演員大笑前後的NK細胞活性變化，結果發現大笑後的NK細胞活性竟然升高了好幾倍。

為什麼「笑」能夠提升免疫力呢？目前還未解出詳細機制，但是推測是笑能夠放鬆身心，讓副交感神經優先運作，進而促進淋巴球活性化。「生活中沒什麼令我大笑的事情。」事實上，單純表現出笑或是假笑也沒關係。

痛苦得不得了時，不必勉強自己笑出來。但是不妨養成遇到些微小事就能夠微笑的習慣，例如：散步途中遇見美麗的花，或是搭電車、巴士時看見嬰兒或小小孩等。為了日常小事微笑出來的模樣，也會讓週遭的人染上幸福的氣息，這麼做或許同時提升了自己與他人的免疫力。

劇烈運動或
服用抗生素後
要吃優格！

雖然劇烈運動能夠暫時性地提升免疫力，之後卻會大幅下降。此外用來治療細菌感染或炎症的**抗生素，會連腸內好菌一起殺死，導致免疫力變差。**這時請務必食用優格（參照P.44）。

劇烈運動後應立即食用，如果是服用抗生素的話，則應在抗生素療程結束後連續食用兩週左右的優格。其他像是乳酸菌飲料、納豆（P.48）、味噌、泡菜、糠漬物（P.46）等也OK。食用這些發酵食品能夠整頓失衡的腸內環境，恢復免疫力。

第 4 章

善加消除壓力以提升免疫力

持續承受壓力的話，NK細胞的功能會降低

●壓力會使免疫機能失衡

工作、職場、家庭、與親戚或左鄰右舍等的人際關係——我們的生活中充斥著形形色色的壓力，**長期承受壓力的話會導致自律神經失衡，削弱NK細胞的活性，使免疫力變差**。但是身處現代這個壓力社會，只要活著就不可能毫無壓力。所以平常請準備好適合自己的壓力控制法，盡量避免壓力累積、想辦法消除自身壓力。

但是也不代表毫無壓力的生活比較好。簡單來說，壓力就是「某種刺激引發的緊張狀態」，這種緊張狀態往負面方向發展就是「壞壓力」，往正面方向發展就成為「好壓力」。假設學校或職場賦予自己新課題時，想著「我做不來

這麼困難的事情，真困擾」就會成為壞壓力，但是想著「雖然有點困難，但是努力克服吧」就會產生努力的價值與能量，反而成為好壓力。

近年獨居老年人增加，結果整天關在家裡，生活中刺激過少容易罹患失智症。由此可知，身心毫無刺激的狀態，也就是零壓力的狀態同樣會導致免疫力變差。

想要維持良好的免疫力，就必須在壓力與放鬆之間取得平衡。**壓力未必等於壞事，請將其視為「鍛鍊免疫機能的良好刺激」，學會與壓力和平共處吧。**

這種人容易壓力大

●捨棄「必須～」、「應該～」的思維

我認為「壓力是存活的證據」。但是過度的壓力卻會招致身心不適，此外是否容易感受到壓力，也依個性與思維而異。容易感受到壓力並持續累積的人，通常有下列這些特質：

□每件事情都不達完美不罷休

□責任感很強，做事很努力

□相較於依賴他人，更習慣被依賴

□重視自己在他人眼中的形象

□不管什麼事情，都容易想到輸贏

□有某種情結

□不願意被他人看見自己的情結與弱點

□遇到抗拒的事情也會勉強自己完成

□不懂得拒絕

□沒有能夠吐露真心話的朋友

□沒有興趣

覺得以上狀況都很符合自己時，請務必參考下一節開始介紹的方法，試著消除自己的壓力（緊張），但是也別想著「好！我知道了，我要努力避免壓力累積」。首先請捨棄「必須～」、「應該～」的思維，**稍微放鬆對人生的態度，對免疫力也是好事一件。**

只要想著「興趣＝讓自己開心」就能夠打造令自己沉迷的時光

●「興趣是收拾家裡」也OK

壓力消除法當中，最常被推薦的就是「培養興趣」。個性認真的日本人，很容易以為興趣＝學習。再加上日本人凡事鑽研的個性，往往會覺得「既然要學就得學到一定程度才行」，結果原本是為了消除壓力才培養的興趣，卻反而成為新的壓力來源。例如：「剛開始只是覺得有趣才學畫，結果其他人一個個入選展覽會，只有自己始終畫不好。」或是「和才藝教室的同學處不來」、「老師某句話讓心情變得很沮喪」等。

「為了消除壓力而培養興趣」的意義在於「為自己打造能夠樂在其中的時光以轉換心情」，所以不管做的是什麼都無妨。

當然喜歡教學或是學習技術的人，可以從「學習」開始進行。但是除此之外，就算是「享用美食」、「和朋友聊天」、「旅行」、「追星」、「去卡拉OK唱歌」、「整理庭園」、「調整家裡擺設或整理家裡」、「斷捨離」、「散步」等讓人覺得「咦？這也稱得上興趣？」的事情也無妨。

培養興趣是為了自己，只要自己覺得開心就好。

此外很多人誤以為興趣必須長時間維持，但是其實時不時就更換也沒關係。「開心」能夠提升免疫力，覺得「辛苦」時免疫力就會下降，因此真心想放棄時，也沒必要因為是「好不容易培養出的興趣」而強逼自己持續。

靈活切換自己的模式，壓力就不會過度累積

●努力多久，就要休息多久

在工作等日常生活中，朝著某種目標努力是好事，但是過度努力而滿腦子都是工作的話，工作上出包的情緒就會帶回家。所以請靈活切換自己的工作與休息模式，打造出工作等努力的時間，以及舒緩緊張的私人時間。**無法順利切換工作與休息模式的話，負面情緒就會綿延不絕，成為持續累積的壓力，降低免疫力**。所以請打造出專屬自己的「開關」，找出一件做了之後可以順利切換工作與休息模式的事情。

切換工作與休息模式的開關

●離開辦公室後不要馬上回家，到咖啡廳或書店等稍微轉換心情

●回家後馬上換成居家服

●離開辦公室後就不看公司電郵

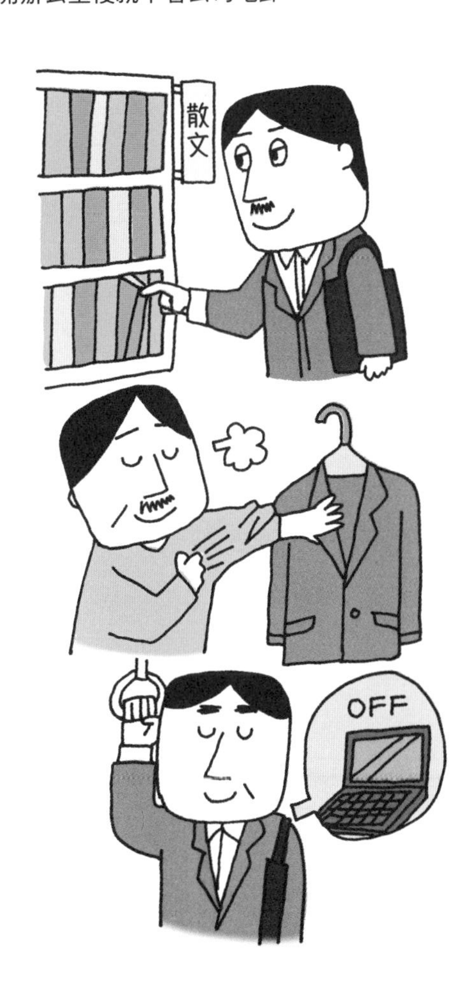

不再追求完美，凡事適可而止

●「勤奮」的人容易努力過頭

P.136針對「容易壓力大的類型」舉了幾個例子，其中要特別留意的是「認真且完美主義」、「富責任感且勤奮」！請這樣的人轉換自己的想法，別再追求100分與完美，凡事「適可而止」。

學生時代努力比較容易獲得回報對吧？考試前熬夜念書等多努力一點，就有機會因為「考100分」而獲得讚賞。

但是出社會就不是這樣了。

假設你是一位業務員，就算準備了很棒的商品、完美的簡報資料，並搭配淺顯易懂的說明，顧客仍未必願意出手購買。相反的，或許看到顧客選擇的他牌產品後，會讓你不禁思考：「竟然不買我們的，改買這種貨色？」此外團隊工作時儘管自己努力得不得了，整體團隊也可能拿不出好的成果。也就是說，**無論面臨什麼樣的失敗，也不是你一個人的責任**。

「認真」、「勤奮」是讚賞人的話語，但是過於認真、勤勉的話，會讓交感神經一直處於優先運作的狀態，一年四季神經都非常緊繃。如此一來，在免疫系統中擔任抗癌大將的淋巴球活性就會變差，提高罹癌的風險。**想要讓淋巴球維持高度運作，就要適時讓副交感神經優先運作，也就是打造出放鬆的時間**。無論什麼事情都別再追求完美，適可而止就好，請各位試著讓自己「活得比以往放鬆一點」吧。

狡猾一點反而有益健康!?有時候要學著看開

●過於在意他人目光與評價的話，免疫力會下降

如前所述，日本社會自古帶有「努力就有回報」、「努力的人與做事有責任感就會受到肯定」的思維，事實上不久前的日本確實如此。而我們平民老百姓至今也抱持著如此的想法過日子。

但是領導著我們的社會高層人物又是怎麼想的？那些政治家、政府官員、公司老闆等。「有問題都是他人的錯，有好事都是自己的功勞。」總覺得這麼想的人應該不少，每當企業或政府機構出包時，都可以看到高層排排站鞠躬的模樣。但是其中有多少人真心認為「我們做錯了，非常抱歉」？

「有問題都是他人的錯，有好事都是自己的功勞」是非常糟糕的想法，諷

刺的是，帶著這種思維過活的人都比較健康長壽。「認真勤奮的人容易罹癌，缺乏責任感且做事隨便的人較容易長壽」這種事情，讓人聽了就無限感嘆。但是從這方面來看，或許我們平民老百姓稍微狡猾一點也沒關係？

當然不是要各位模仿那些令人無法尊敬的社會高層人物，只是要提醒平常非常認真過活的人，有時「讓腦袋靈活一點，看開一點」以提升免疫力，也是很重要的事情。**總是期望他人肯定自己的話，壓力就會不斷累積，導致免疫力變差。**

健康檢查很重要，但是也不能過度在意結果

●許多基準值都是20、30歲時的數值

日本人基本上以個性認真地居多，所以不少人在健康檢查前幾天，會突然展開養生的生活，像是「稍微克制一點飲酒」。檢查結果稍微偏離基準值時，就會想著「哎呀，果然，我的膽固醇太高了」、「血糖偏高嗎」並急忙開始吃藥。但是健康檢查使用的基準值，往往都參考了20、30歲的年輕人。

就如同白髮增加、視力與聽力變差般，內臟功能也會隨著年齡增長逐漸變差。因此**40、50歲時做的檢查，稍微偏離參考20、30歲年輕人而制定的數值，也是理所當然的。**

像血壓就應依照自律神經的狀況，控制在對當事人來說最適當的數值，藉

由吃藥強行抑制到基準值沒什麼意義（但是收縮壓達200㎜Hg以上的高血壓時，仍建議服藥控制）。

世界上沒有「40、50歲了看起來還與20歲完全相同」的人，所以「40、50歲了，內臟機能還與20多歲時無異」不是很奇怪嗎？

儘管如此，健康檢查有助於早期發現疾病，所以最好仍定期接受健康檢查，只是不必過度在意檢查結果。「血壓比去年高！糟了，腦溢血的話要怎麼辦？」這種憂心忡忡的情緒，對身體才會造成更糟的影響。

肯定自己有助於減輕壓力並提升免疫力

●被稱讚時，腦部會分泌幸福賀爾蒙

雖然評價兩極，不過很常聽見「用讚美養育小孩」的說法。讚美＝肯定，能夠讓孩子感到安心，進而引導出幹勁吧？只要不是性格特別扭曲的人，不會有人聽到讚美反而不開心吧？

但是長大之後卻很少獲得他人的讚美，因此偶爾也可以試著肯定自己一下？

人被讚美後腦部會分泌多巴胺與血清素等神經傳導物質，讓人感到幸福並充滿幹勁。因此**自我讚美也有助於減輕會損害免疫力的壓力。**

肯定自己的優點

- 會感到幸福
- 會產生自信
- 對待他人時會更加溫和
- 想法會變得積極
- 提升做事情的動力

非常準時
比昨天順利！
做得很好
我一定做得到
○△也很順利
我什麼都做得很好

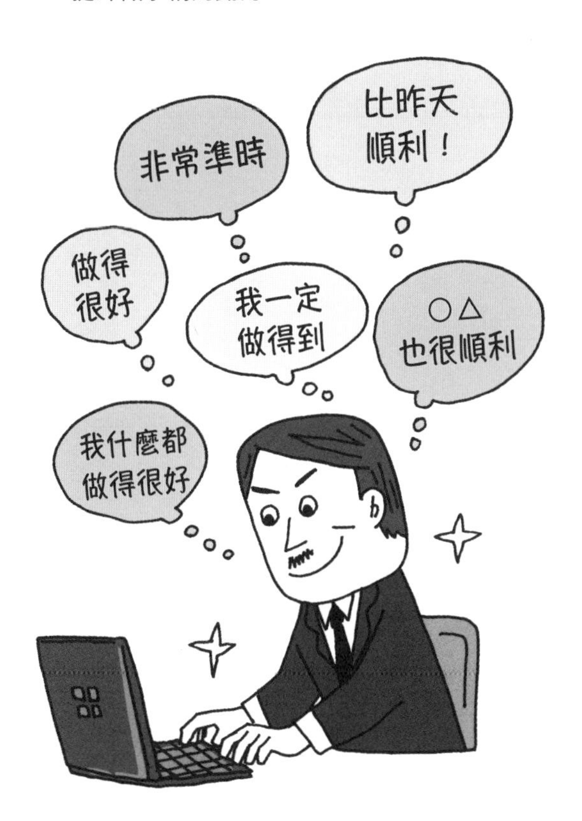

疲憊＝免疫力下降的證據，就算不累也要適度休息

●「總覺得懶洋洋的」時就要重新檢視生活習慣

過著「熬夜」、「天天加班，回家倒頭就睡」等生活時當然會感到疲憊，但是有些人是「沒做什麼事情卻很疲憊」、「不知為何懶洋洋的」。覺得疲憊或懶洋洋的時候，代表免疫力已經降低了，所以請透過P·151的表格檢視自己的生活習慣，雖然「累了就要充分休養」，但是**在疲憊之前，也就是免疫力下降之前好好休息，以防止免疫力下降才是最重要的。**

招致疲憊的生活習慣　檢視表

- ☐ 早上會睡到出門前才趕快起床
- ☐ 不吃早餐
- ☐ 整天坐在辦公桌前，幾乎沒有動到身體
- ☐ 午餐吃得很簡單，例如：便利店便當等
- ☐ 快感冒或不太舒服時也不會請假
- ☐ 下班通常會去喝酒
- ☐ 不泡澡，通常只淋浴
- ☐ 回家後仍長時間使用電腦或手機
- ☐ 晚上過12點才睡覺

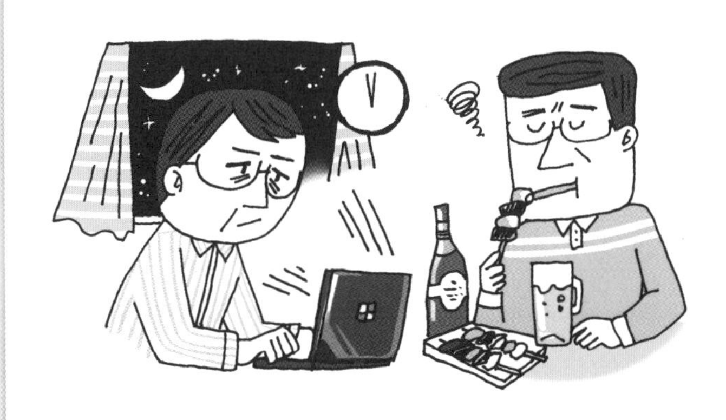

光是想像愉快的事情就足以減輕壓力

●癌症存活率藉想像療法提升了3.5倍

P.138有提到「做自己感到愉快的事情能夠減輕壓力」，此外「想像愉快的事情」也會有相同效果。

思考愉快的事情，能夠更正面看待事物，腦部也會分泌多巴胺與血清素，帶來幸福感。

此外從醫學角度來看，「想像」也非常重要。各位有聽說過癌症的想像療法嗎？如字面上的意思，就是透過想像對抗癌症。舉例來說，只要**想像「免疫細胞正大口吃掉癌細胞」的話，免疫力就會如想像般運作。**英國醫學雜誌《刺胳針》（The Lancet）就提出過這樣的研究報告——將早期乳癌患者分成「確診後感到絕望的人」、「接受罹癌事實，聽從醫師指示接受治療」、「無視罹癌事實的人」、「積極對抗癌症的癌症鬥士」這四個族群，並比較10年後的存活率。結果發現絕望族群僅20％、積極抗癌的人為70％，出現了3.5倍的差距。

雖然心靈狀態無法轉換成數值，但是從這份研究報告可以看出，心靈狀態會對健康產生莫大影響。就算在公司或家庭等感到痛苦，也要想像自己遲早跨越痛苦、愉快度日的未來。「狡猾一點以提升免疫力」、「別過得那麼認真」所以無法實踐這些建議的人，至少也應透過想像，讓自己在腦中世界狡猾一點、別那麼認真。

「灰暗的心情」與「壓力」會傳染，要特別留意！

●與免疫力差的老鼠待在一起，連健康老鼠的免疫力也會下降

接下來要介紹的這場實驗，調查的是壓力對身體造成的影響。

實驗從剛生產的母鼠身邊，奪走剛出生的鼠寶寶。雖然不知道老鼠是否有「悲傷」、「寂寞」等情緒，但還是對小孩遭奪走的母鼠造成極大壓力。一段時間過後可以看見母鼠變得很沒精神，仔細調查也確認母鼠的免疫力下降了。

接著將其他健康老鼠，與免疫力降低的母鼠放在同一籠，結果連健康老鼠的免疫力都降低了。也就是說，牠們受到沒精神的母鼠所影響。

雖然不能對人類執行相同的實驗，但是能夠輕易推測出人類也會發生相同的狀況。**和沒有精神、很沮喪的人談話之後，自己的心情也變得消沉……**相信

有很多人都經歷過這樣的事情吧？

雖然我是醫師，仍經常告訴各位：「別因為感冒這點小病就上醫院。」因為醫院裡到處都是沒有精神的人，也就是像實驗中母鼠般的人。疾病需要治療時另當別論，但是像感冒這種沒有特效藥，必須仰賴自己免疫力治癒的疾病，或是血壓稍微高一點就上醫院的話，等同於是去吸收負面能量，從他人身上傳染壓力。身為醫師的我說出這種話，或許聽起來有些矛盾，但是不希望免疫力下降的話，還是建議別為了小感冒等就匆匆忙忙上醫院。

每個人都要有能夠傾聽自己煩惱與不安的朋友

●別忘了感謝願意聆聽的朋友

無論對象是男或女，只要能夠向他人傾吐煩惱與不安，心情就會瞬間變得輕鬆。例如：「向同事抱怨主管」能夠減輕主管帶來的壓力，「向朋友抱怨丈夫」能夠消除丈夫帶來的壓力。「沒錯沒錯！我也這麼覺得」、「真辛苦」聆聽的同事與朋友也表達出共鳴的話，更會覺得安心。

此外「訴說」也有助於整理自己的心情。

但是如前頭所述，壓力是會傳染的，所以總是向他人抱怨也不是件好事。

傾吐煩惱與不安的時候，也要考慮到對他人造成的影響，最後記得表達出謝意：「謝謝你聽我說」。

向他人傾吐煩惱與不安時的注意事項

- 不要卯起來抱怨，偶爾也要聊些愉快的話題

- 慎選傾聽對象

- 對傾聽自己煩惱與不安的人表達謝意

○○真的很痛苦
△×真的很討厭
真辛苦
但是○○也很開心
別這麼說
謝謝

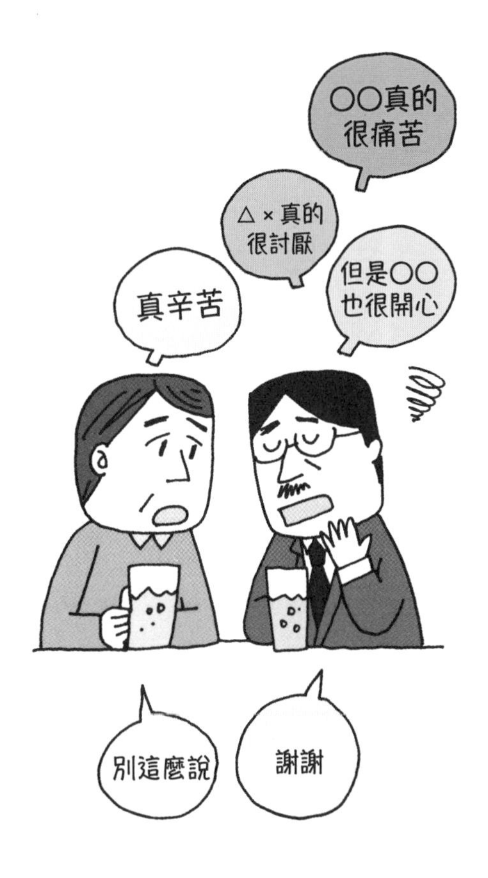

有助於抵抗壓力的食材

身體承受壓力時，會分泌大量腎上腺素以抵抗壓力，而維生素C是合成腎上腺素時不可或缺的成分。維生素C有助於免疫細胞活化，使皮膚與黏膜細胞更強壯，有預防病毒與細菌等入侵的效果。

富含維生素C的食材

奇異果
莓果類
柑橘類
高麗菜（參照P.54）
青花菜（參照P.52）
白花菜
番茄（參照P.56）
青椒（參照P.66）

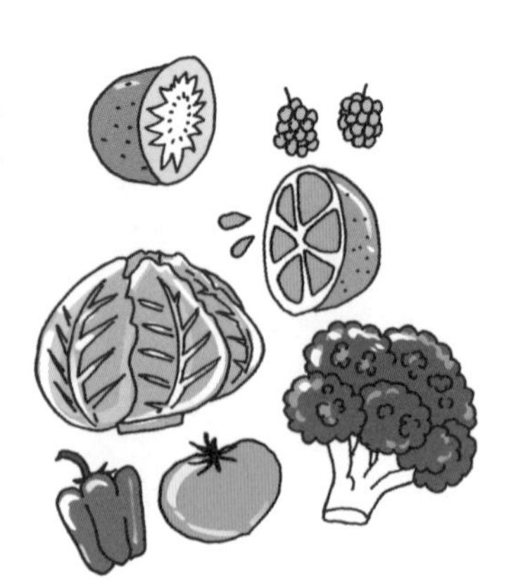

第 5 章

有助於提升免疫力的自我維護法

藉腹式呼吸調整自律神經平衡

●有助於防止體寒與消除疲勞，請務必養成習慣

自律神經失衡會導致免疫力變差，或是因為過剩反應導致身體不適。**整頓自律神經的方法中，最簡單的就是腹式呼吸**。緊張、煩躁、不安等情緒不穩的時候，就試試看腹式呼吸吧。腹式呼吸能夠讓副交感神經優先運作，身心自然會放鬆下來。此外這種呼吸法也能夠促進血液循環，幫助細胞將氧氣與營養輸送到身體各處，有助於預防&改善體寒、消除疲勞，據說還具有鍛鍊深層肌肉的效果。

腹式呼吸的作法

1 用鼻子吸氣，將空氣吸入體內直到腹部飽滿。

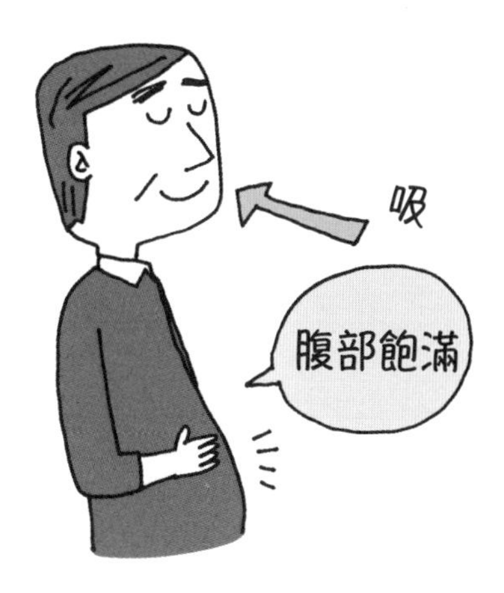

2 用嘴巴呼氣，把腹中氣體都吐出來。這裡的關鍵在於要把腹中空氣吐光。

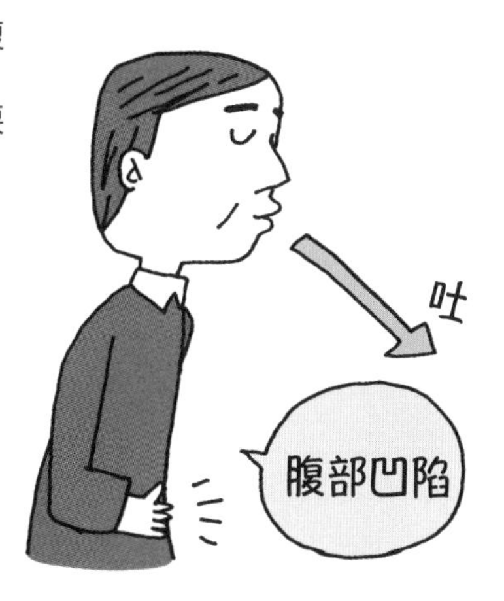

- 站著、坐著或躺著都可以進行腹式呼吸
- 剛開始一口氣先做5次，習慣後就可以1天做10～20次。

淋巴液中也有免疫細胞！藉按摩促進淋巴液循環

●朝著淋巴結溫柔按摩

在淋巴管中流動的淋巴液含有大量免疫細胞，**身體水腫、發冷、懶洋洋、疲勞時就代表淋巴液循環不佳**，這時請藉淋巴按摩促進淋巴液流動吧。淋巴液循環暢通時，免疫細胞就能夠順利地巡遍身體各處，徹底發揮實力，改善水腫、發冷、懶洋洋、疲勞時等不適。但是執行淋巴按摩時的關鍵，在於不可以過度摩擦或太過用力，應朝著身體各處的「淋巴結」溫柔輕撫。

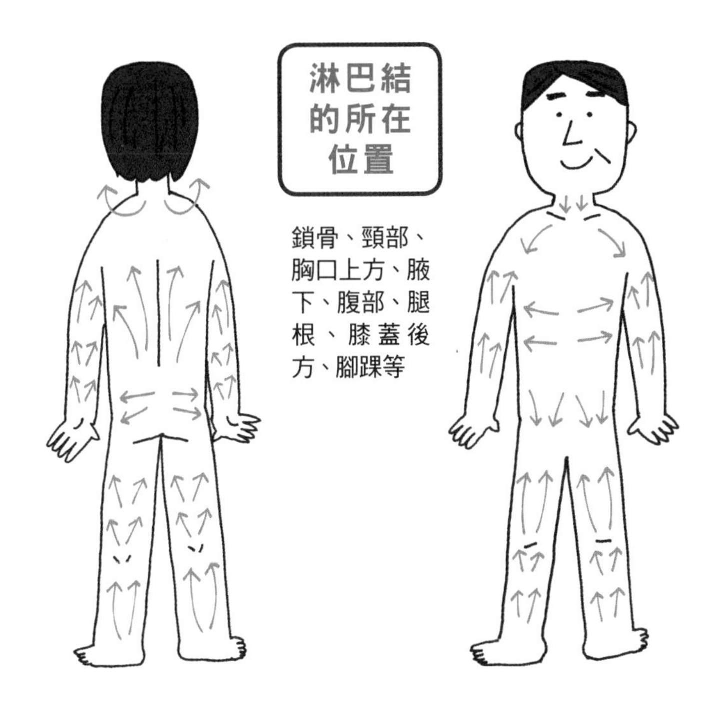

淋巴按摩法

- 用手依特定方向朝著上方的淋巴結輕微摩擦
- 碰不到的背部等，可以藉由淋浴等施加刺激
- 下半身要從離心臟較遠的右腿開始，接著再開始按摩左腿

能夠輕易執行的手部反射區按摩，可以暖和身體、增強免疫力

●會痛或是特別僵硬的部位，要更認真按摩

應該很多人都做過腳底按摩吧？腳底按摩利用的原理，就是腳底聚集了許多與內臟、各器官相連的末梢神經。事實上**手掌也與腳底一樣用有反射區**。刺激反射區，就能夠對**透過反射區與掌心相連的內臟、身體各器官施加刺激**。

按摩手部反射區時，會覺得全身都變熱了吧？要是有輕按就疼痛或是僵硬的部位，就請格外認真地按摩吧。

手部反射區

每隻手指都對應著身體不同部位。

大拇指與小指（尾指）…› 腳

食指與無名指 …› 手

中指尖端 …› 頭

手掌 …› 內臟

手背 …› 骨骼與關節

手部反射區按摩法

1 捏住指尖往手背的方向折起2～3次，接著張開手指，從根部按往指尖。力道以「舒服」為準。

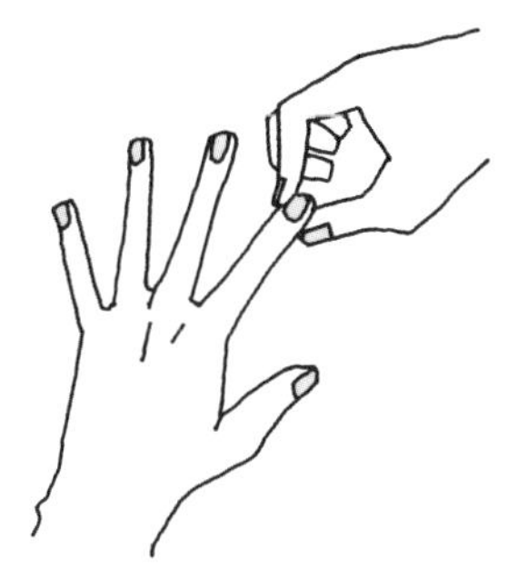

2 捏住手指之間相接處，揉捏2～3次。

3 雙手交握轉動手腕，程度以「舒服」為準。

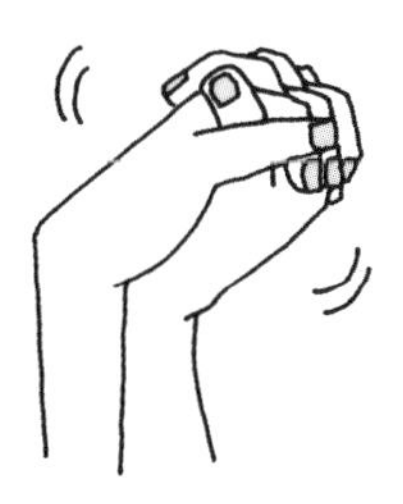

藉指尖按摩整頓自律神經平衡

●藉泡澡溫暖身體的同時進行會更有效率

指甲根部聚集大量神經纖維，按摩這個部分能夠將刺激傳導到自律神經，有助於**整頓交感神經與副交感神經的平衡**。按摩指甲根部的效果與按摩手指不同，只要針對不適的部位重點進行即可。但是刺激無名指的話，交感神經會優先運作導致免疫力下降，因此應盡量避免。

按摩腳趾的指甲根部時，則建議在泡澡時進行。泡在浴缸裡邊溫暖身體的話，有助於促進下半身血液循環，不適獲得改善的速度也會更快。

指尖按摩法

- 用大拇指與食指捏住指甲的根部，以揉捏的方式強力按壓10～20秒。
- 養成1天按摩2～3次的習慣，有助於提升免疫力。
- 邊執行腹式呼吸（參照P.160）的話效果會更好。

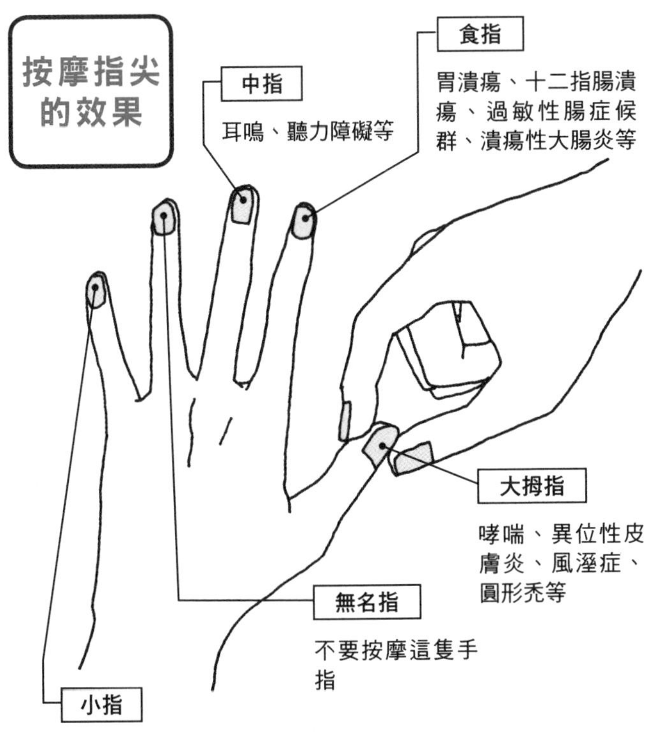

按壓穴道能夠使能量循環更順暢

●溫暖穴道也是好方法

穴道按摩有助於提升免疫力，按壓時覺得痛可能代表能量（也就是中醫所說的「氣」）循環不佳，所以**刺激穴道能夠整頓能量循環，打造出能夠對抗疾病的身體**。

按壓穴道的力道應控制在「痛但是舒服」的程度，非常疼痛的話，也可以改溫柔揉壓穴道周邊。

另外用拋棄式暖暖包等溫暖手腳穴道也很有效果。

有助於提升免疫力的穴道

足三里穴

提高全身的治癒能力，
緩解腿部疲勞與水腫

位在膝蓋外側，膝蓋骨往下四指的凹陷處。

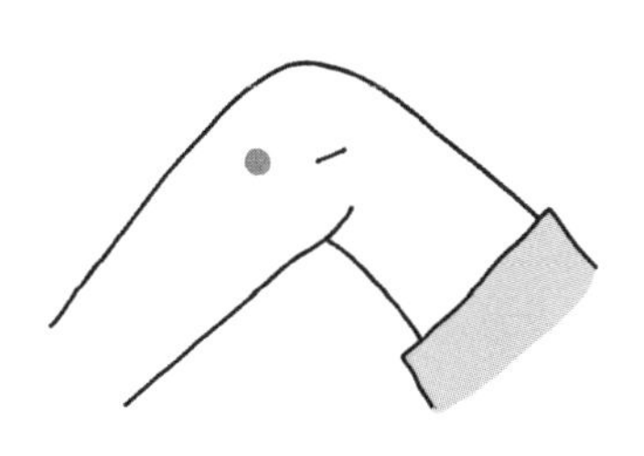

合谷穴

具有緩和疼痛的效果

大拇指與食指骨頭交界處。
注意 孕婦請勿刺激此處。

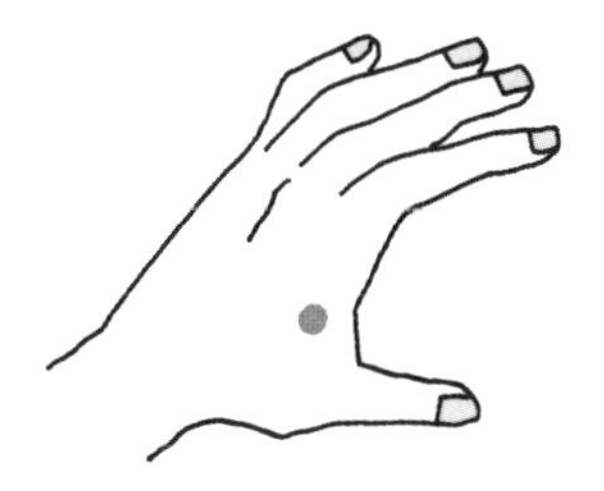

勞宮穴

消除煩躁與失眠問題，
緩和緊張情緒

握拳頭時中指指尖碰到的部位。

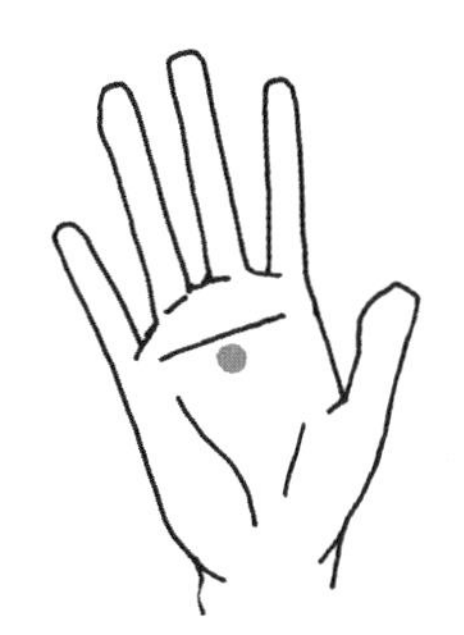

湧泉穴

改善體寒，消除疲勞

腳趾頭彎起時出現的腳掌凹陷處中央。

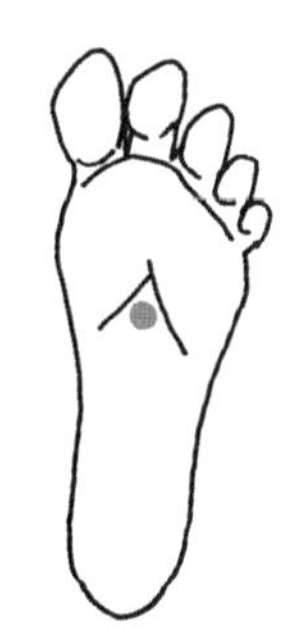

肩膀一帶的伸展運動有助於促進血液循環＆提升體溫，進而增強免疫力

●平常愈不常動到的部位愈要注意

長時間用電腦或手機，肩膀肌肉就會縮起僵硬，而這正是現代人的特徵。日常動作很少大幅度動到肩膀，所以1天至少要進行1次肩膀伸展運動，多留意「當天的僵硬當天解開」。肩膀一帶的肌肉尺寸在上半身中特別大，因此**消除肩膀僵硬就能夠促進血液循環，提升體溫與免疫力**。

沒時間的話至少也可以上下擺動雙肩就好。

伸展肩膀肌肉的方法

1 雙肩大幅往上提。

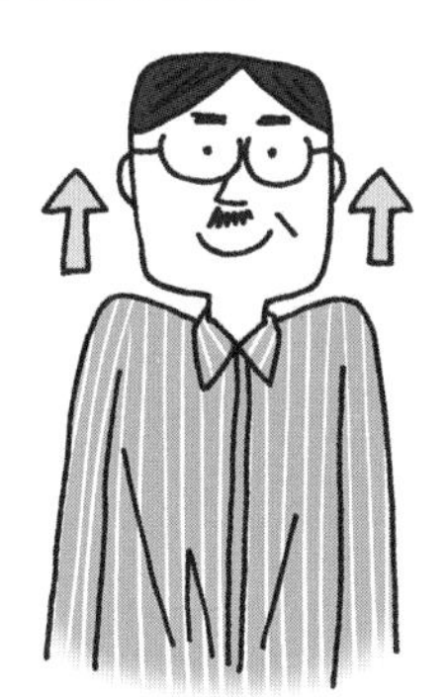

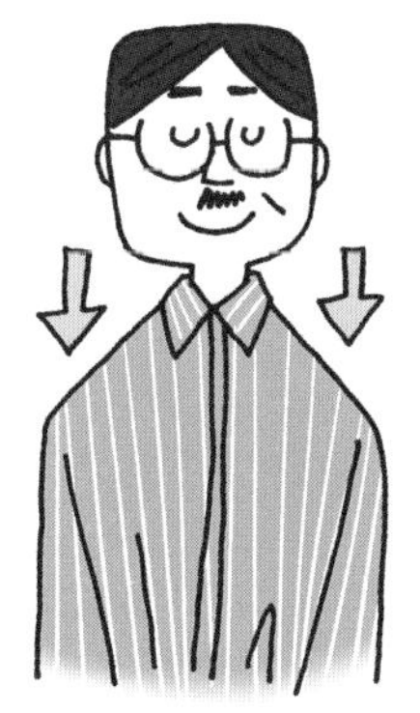

2 雙肩放鬆後筆直垂下。

3 以單肩由前往後，另一肩由後往前的方式交互大幅迴轉。左右各做10組。

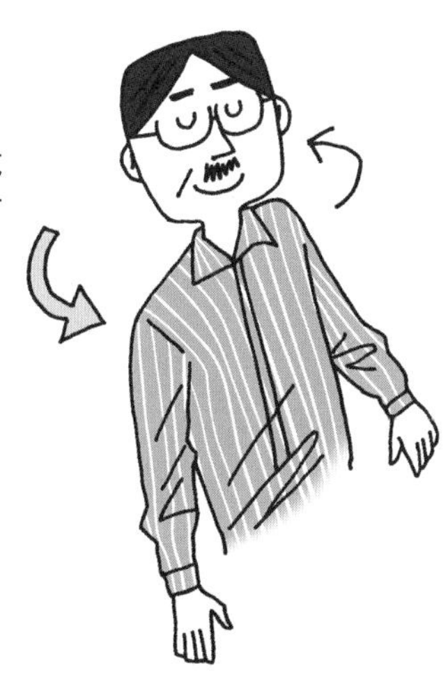

腳踝伸展運動能夠促進小腿的幫浦功能

●促進血液循環，打造不易冰涼的身體

含有大量營養與氧氣的血液，會透過動脈運輸到身體各處，此外從身體各器官回收的血液，也會帶著老舊廢物等透過靜脈回到心臟。雙腳行走的人類受到地心引力的影響，血液得費一番工夫才能夠從腳尖回到心臟。

這時就仰賴小腿肌達到幫浦的效果。因此轉動腳踝或是啪嗒啪嗒地拍動腳尖，有助於鬆緩小腿肌，促進血液循環。**血液循環良好＝不會冰涼的身體，有助於提升免疫力。**

伸展腳踝的方法

1 雙腿伸直坐下，將腳尖往身體側用力後，再往遠處伸直。整套動作要緩緩執行10組。

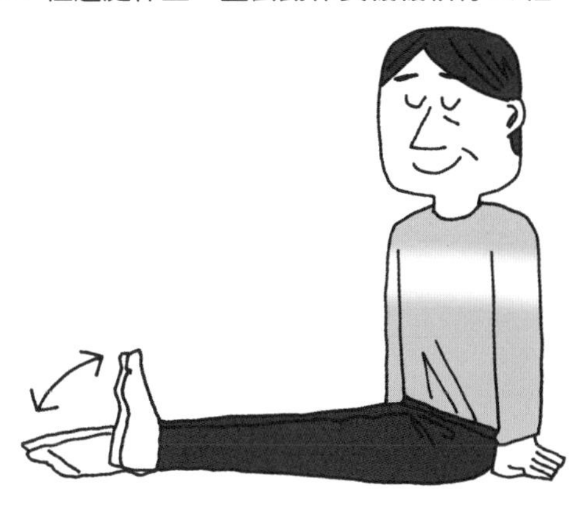

2 雙腿腳踝往右轉動10次，接著再往左轉動10次。

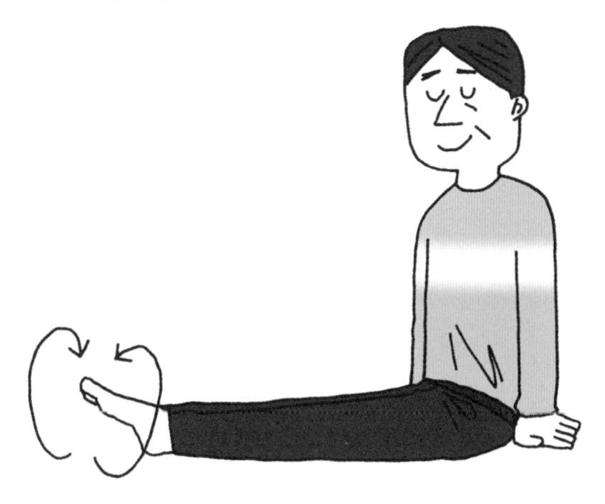

●坐在椅子上、床上或躺在地上時，也都可以執行腳踝伸展運動。

伸展後可以鍛鍊肌肉！簡單的腹肌運動可促進免疫活化，關鍵在於持之以恆

●藉腹肌促進腸道免疫活化

想要幫助集中在腸道的免疫細胞運作，鍛鍊腹肌同樣有效。藉腹肌的刺激促進腸道免疫力活化，也可望改善便祕與肌膚粗糙等困擾。此外鍛鍊腹肌以增加肌肉量，也有助於提升基礎代謝，打造出不易胖的易瘦體質。

肌肉量愈少就愈易體寒，免疫力也會跟著變差，所以藉伸展運動鬆開肌肉後，也可以稍微鍛鍊一下腹肌等。

簡單的腹肌鍛鍊

坐著鍛鍊

1

淺坐在沙發或很穩的椅子上，雙膝併攏。

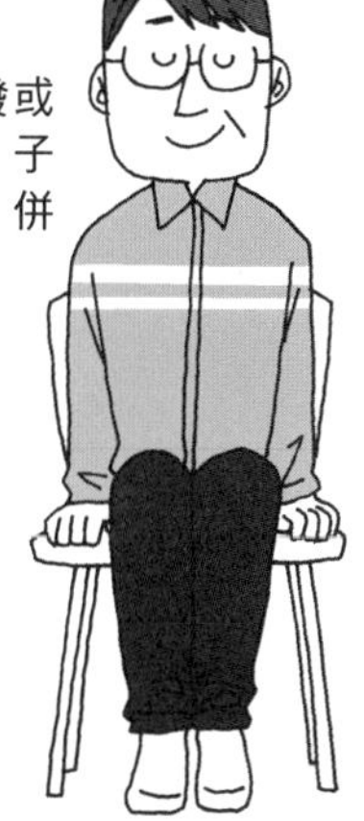

2

雙手撐在沙發或椅面，雙膝慢慢往上提。提到自己的極限時維持3秒鐘後，再緩緩放下。

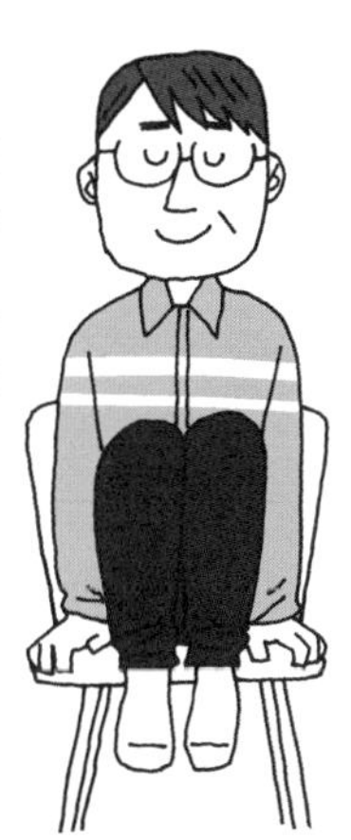

躺著鍛鍊

1 仰躺後雙膝輕輕立起，雙臂在胸口交錯。

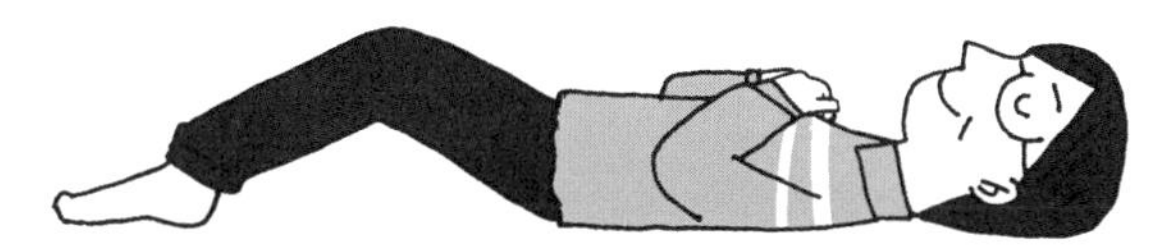

2 以望向自己肚臍的感覺，抬起上半身後維持5秒鐘。接著反覆1～2數次。

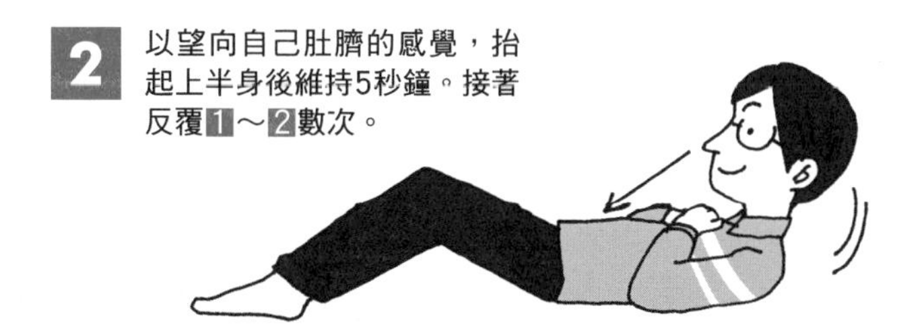

監修 奧村康

順天堂大學醫學系 免疫學特任教任、異位性疾病研究中心長、醫學博士。
出生於1942年，修畢千葉大學研究所醫學研究系，曾至史丹佛大學留學，曾任東京大學醫學系講師、順天堂大學醫學系教授、同校醫學系系主任。為免疫細胞——抑制T細胞的發現者。榮獲Erwin von Bälz獎、高松宮獎、安田醫學獎勵獎、ISI引用最高榮譽獎、日本醫師會醫學獎等，是免疫學的國際權威，以淺顯易懂的方式推出許多免疫學相關著作與監修作品。

參考資料

《免疫力を高めて病気に負けない！レシピ》奧村康監修（主婦の友社）
《免疫力を上げて一生健康》奧村康監修（宝島社）
《決定版! 免疫力を上げる名医のワザ》奧村康著（宝島社）
《長生きしたけりゃテキトー生活を送りなさい!》奧村康著（海竜社）
《Dr.クロワッサン 決定版 免疫力が上がる食べ方》（マガジンハウス）

內文排版、DTP／鈴木庸子（主婦之友社）
插畫／TSUBOYURI

提升免疫力！

打造抗炎抗癌好體質，讓身體能量循環更順暢

2020年8月1日初版第一刷發行

監　　修　奧村康
譯　　者　黃筱涵
編　　輯　吳元晴
發 行 人　南部裕
發 行 所　台灣東販股份有限公司
　　　　　＜網址＞http://www.tohan.com.tw
法律顧問　蕭雄淋律師
香港發行　萬里機構出版有限公司
　　　　　＜地址＞香港北角英皇道499號北角工業大廈20樓
　　　　　＜電話＞（852）2564-7511
　　　　　＜傳真＞（852）2565-5539
　　　　　＜電郵＞info@wanlibk.com
　　　　　＜網址＞http://www.wanlibk.com
　　　　　　　　　http://www.facebook.com/wanlibk
香港經銷　香港聯合書刊物流有限公司
　　　　　＜地址＞香港新界大埔汀麗路36號
　　　　　　　　　中華商務印刷大廈3字樓
　　　　　＜電話＞（852）2150-2100
　　　　　＜傳真＞（852）2407-3062
　　　　　＜電郵＞ info@suplogistics.com.hk

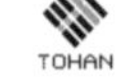

Printed in Taiwan, China.